漢方診察法

医学博士 松下嘉一 著

たにぐち書店

発刊に寄せて

日本東洋医学会名誉会員
藤　平　　健

　著者松下医学博士は，千葉大学医学部在学中から，東洋鍼灸専門学校に通い鍼師・灸師の資格を取得し，そしてまた，中央大学法学部から大学院法学研究科（刑事）に進み，博士課程を修了している，甚だ特異な学究の徒である。医学部を卒業しさえすれば，わざわざ鍼灸学校を卒業せずとも，鍼でも灸でも自由に使えるわけであるのだが，そこが凡人と違う所なのである。

　そのように物事を徹底して追求しなくては済まないという氏の姿勢が，本書を一読すれば，すぐに感じとられる筈である。氏の本書編纂の目的とするところは，漢方と鍼灸の両部門の入門的解説書を，両者どちらにも偏することなく，優れたものとして書き上げる，という所にあるようである。そのようなことを完全に近い形でできる人は，我が国にも他の国にも，そう多くは居ないのではなかろうか。氏は，それができる僅かな中の一人だと私は考える。前述もしたように，氏は医学生のときから鍼灸学校に通い，大学内の東洋医学研究会の世話役として活躍した，これまた現代の医師の中でも数少ない根っからの漢方人なのである。だからこそそれができるのだ，と私は言いたい。

　本書を熟読することによって，読者は漢方的用語の理解と，それによる理論の展開を修得するであろうし，また鍼灸用語の理解と経絡と経穴の基礎的概念を把握するに至るであろう。

　江戸時代の多くの実力ある医師たちは，漢方と鍼灸を巧みに併用して，より高い治療効果を挙げていたのであった。しかし，時の情勢からみて，止むを得ない処置であったとはいえ，明治政府の富国強兵をめざす強い願望のために，漢方は医療の主役から追い落とされ，医薬の世界からは一時的に姿を消す羽目となった。ただ，鍼灸は，盲人の救済という名目を辛じて残るを得たのである。

　その後，漢方は，和田啓十郎氏のような先覚者の努力によって，徐々に復活しはじめ，時を経て遂には現在のような興隆に近い状態を呈するに至った。しかし，この一時的挫折が禍根となって，再興した漢方は，ともすれば鍼灸と離ればなれになり乍ら，やや別箇の立場を取って併び進んで来た。

　しかし，もともとは同じ座にあった兄弟的な学問であったのであり，ともに優れた治療医学なのであるから，これから漢方を目指す医師は，鍼灸をも有力な友として，しっかりと学び取り，大いに活用すべきものと，私は確信して止まない。それによって，誰よりも喜びを噛みしめるのは，病に悩む人である。

　その点から言っても，本書は，まさに現代に適した優れた教科書である，と言うことができよう。推奨して止まぬ次第である。

平成4年8月

序

千葉大学医学部第一内科学教室教授
大 藤 正 雄

　最近，わが国では，疾病の内容が著しく変わり，高齢者の病気，先天性や体質の関与した病気などが増加してきている。そのために，治療内容も多様性が求められており，このような疾病では，科学的思考にもとづく西洋医学の治療にも一定の限界が生じている。

　こういった医学の変遷を背景にして，西洋医学とは異なった思考方式にもとづく東洋医学を取り入れて難病の治療をすすめようとする動きが高まってきている。臨床においてすでにその成果の一部をみることができる。

　しかし，実際に西洋医学を修得した医師が漢方医学を実行しようとしても疾病の考え方，診察の方式，各種多様な処方と複雑なその適応，さらに経験をもとにした治療体系など，これらを会得することは必ずしも容易ではない。先ずは漢方医学を合理的に教えてくれる入門書と指導者が必要である。

　今回，学友松下嘉一氏の手によって『漢方診察法』と題する漢方医学の著書が完成されたのであるが，まさに今の時代の要請に応えてくれた，との感を深くしている。

　著者は千葉大学医学部を昭和36年に卒業し，私と同じく第一内科で長年内科学を専攻したという経験に加えて，学生時代より東洋医学研究会に所属し，一貫して漢方医学の研鑽に情熱を燃やしつづけてきたという畏敬すべき医学徒である。西洋医学と漢方医学の両者に精通した得難い学究人である。目下，第一内科で漢方医学専任の学外講師として臨床にたずさわり，後輩の育成にあたっている。

　著者のこのような医学体験の発露として，独特の内容をもつ本書が生み出されたものといえる。これまでに何となくなじみが薄く，そのために理解が困難であった漢方医学の考え方と専門用語が簡明に判り易く解説されている。漢方医学を湯液，鍼灸，食養の項目に分けて広い観点から論じているところにも特色がある。漢方医学の入門書にふさわしい内容をもつものである。

　漢方医学は疾病の思考方式，治療手段に西洋医学と大きな相違点をみとめるとは言え，疾病の治療を最終の目的とすることでは，本質において異なるものではない。必ずや両者の接点があると信ずるものであり，漢方医学がその長所を生かしながら西洋医学と融合し，両者が一体化して大きく発展することを心から願うものである。本書がそのような見地からも広く東西両医学を学ぼうとする者に活用されることを期待したい。

平成4年8月

自　　　序

　　西洋医学では，治療の前提として診断が必要だが，漢方医学では，そのような診断は不要なのだ，と思い込んでいる人もいるが，それは漢方を知らないのである。漢方医学は，体系化されているので，その治療を始めるにあたって，漢方医学の診断を正確にくだすことが必要である。患者を前に，実際に治療を始めるにあたって私が考えることは，まず，病気の性質によって，西洋医学を選ぶか，漢方医学を選ぶかということである。また，同じ病気でも，その病気の程度によって同じようなことがいえる。

　　すなわち，漢方医学の体系と西洋医学のそれは異なっているので，病気にかかっている人間の体全体の状態と病気の程度によって，西洋医学的には同じ病気でも，漢方医学では，治療の方法がちがうのである。

　　漢方医学には，湯液（とうえき），鍼灸（しんきゅう），按摩（あんま），食養（しょくよう）などがある。

　　治療の方法として，このうちのいずれを選ぶかを考えなくてはならない。いいかえれば，患者の現在の状態に，どの治療方法がもっとも適合するか，ということである。適合する方法はもちろん単一であるとは限らない。そこで，上にあげた漢方医学の主要部分に相当の知識と技能を有していることが，漢方医の条件と考えるものである。

　　ところで，多種の患者，多彩な病気に遭遇すると，漢方の立場からいっても，西洋医学の内科の立場からいっても，私のみるところでは，いずれが決定的に優位であるとはいえない場合も多い。だから，両者併用ということも考慮する余地がある。

　　このように，漢方医学の治療全体を修得して，西洋医学的にも妥当な治療法を自分自身のうちに確立することは，なかなか困難であることがわかる。しかし，それが治病の有力な武器になることはいうまでもない。

　　いま日本でいう漢方医学とは，古代から近世にいたる間に，中国から移入された医に関する学術に，この国の歴史，風土の影響，他国の学術の流入があり，独自に発達してきたもので，現代中国の医学（中医学という）とは，やや趣を異にしている。それにしても，漢方医学で使われる用語は，そもそも成立が古いこともあって，現代では説明なしには理解はきわめて困難になっている。

　　このために，漢方医学の基礎概念のうち，陰・陽・虚・実・証について簡単に説明しよう。

　　「陽」は，生活機能の亢進を示し，病原の侵入に対して，病的に強く生体反応をおこす病態をいう。たとえば，発熱，便秘，激痛など。陽の病態は，病の存在する位置によって，3つに分ける。太陽，少陽，陽明である。

　　「陰」は，生活機能の衰退を示し，病原の活動に対して，病的に弱い生体反応で応ずる病態

をいう。たとえば，下痢，麻痺(まひ)，硬化など。陰の病態は，病の活動している態様によって，太陰，少陰，厥陰(けっちん)と3つに分ける。

「実」は，病因に対して盛んに抵抗している状態で，病体の病に対する抵抗力，臓器の病に対する抵抗力がいまだ衰えていない場合である。

「虚」は，病因に対する抵抗力が減弱してきている状態で，病体の病に対する全体的抵抗力，臓器の病に対する抵抗力が弱体化してきている場合である。

「証」は，漢方医学の基本用語である。体内にあるいろいろの病的変化を，なんらかの手段で知りえた結果について，漢方医学の上にたって総合し，これに対する治療方針を含めた判断をしたものである。また証は，症候の意味に用いることがある。

本書に記してある診察法により，漢方的診断を下す根拠をつかむことができれば，正しい漢方治療法に到る。本書は，漢方的診断に必要な診察法の基礎について記したものである。漢方治療法の内容は，次篇に詳述する。

〈生 薬〉

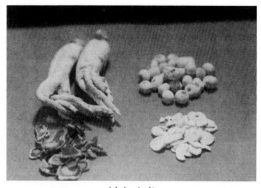

(左) 人参
(右) 半夏

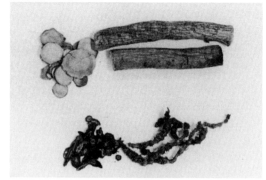

(上) 芍薬
(下) 黄連

〈鍼〉

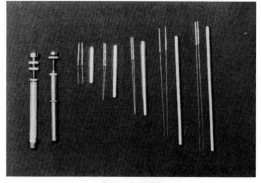

刺入する鍼
(左端2本は三稜鍼)

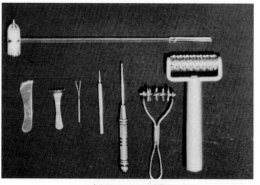

刺入しない鍼
(下段左4本は小児鍼)

目　次

Ⅰ．漢方診察法
　　― 漢方的診断のよりどころ ―

1．漢方の体系 …………………………………………………………… 9
2．証 ―漢方的診断― …………………………………………………… 13
3．漢方の診察 …………………………………………………………… 17
　　1）望診 …………………………………………………………………… 17
　　2）聞診 …………………………………………………………………… 19
　　3）問診 …………………………………………………………………… 19
　　4）切診 …………………………………………………………………… 24

4．脈診 …………………………………………………………………… 27
　　1）脈診の方法 …………………………………………………………… 27
　　2）脈の種類 ……………………………………………………………… 27
　　3）四季の脈 ……………………………………………………………… 29
　　4）四季の脈の虚実 ……………………………………………………… 29
　　5）脈診の目的 …………………………………………………………… 29
　　6）脈診上の留意点 ……………………………………………………… 30
　　7）参考―三部九候の脈 ………………………………………………… 30

5．腹診 …………………………………………………………………… 31
　　1）腹診の際の心得 ……………………………………………………… 31
　　2）特に注意すること …………………………………………………… 32
　　3）腹診の目的 …………………………………………………………… 32
　　4）腹証の臨床的意義 …………………………………………………… 32
　　5）証の決定上の留意点 ………………………………………………… 38

6．経絡診 ………………………………………………………………… 39
　　1）経穴 …………………………………………………………………… 39
　　2）経絡 …………………………………………………………………… 40

7．背候診 ………………………………………………………………… 55

8．陰陽虚実 ……………………………………………………………… 59

- 9．三陰三陽 ·· **63**
  - 1）三陰三陽 ·· 63
  - 2）病の経過 ·· 65
  - 3）合病と併病 ·· 66

- 10．証と病名 ·· **69**
  - 1）病名について ·· 69
  - 2）東洋医学と西洋医学 ·· 70
  - 3）保険診療について ·· 72

Ⅱ．治療法の考え方
― 同一の疾病でも病状で分ける ―

- 1．病気の流れに対応　肺炎の例
  - 1）病気の流れによる治療法 ·· 77
  - 2）病気の流れ・陽の肺炎 ·· 77
  - 3）病気の流れ・陰の肺炎 ·· 78
  - 4）病気の流れ・少陽の肺炎 ·· 79

- 2．症状の変化に対応　流感の例
  - 1）中風と傷寒 ·· 81
  - 2）流感の初期―太陽と少陰 ·· 81
  - 3）陽の流感の中間期から回復期―少陽と陽明 ······························ 82
  - 4）陰の流感の経過―胃腸型に対応 ·· 83
  - 5）普通感冒の多様性 ·· 84
  - 6）感冒の鍼灸治療の経穴 ·· 84

- 3．鍼灸の基本
  - 1）臓器関連のツボに刺激 ·· 87
  - 2）灸の効果 ·· 87
  - 3）艾の選択と手技 ·· 88
  - 4）鍼の種類と刺入の技法 ·· 89
  - 5）鍼の手技用法のいろいろ ·· 90

- 4．文献 ·· **91**

- 5．附―食事療法と漢方 ·· **93**

- 6．附―鍼灸の経絡・経穴の標準部位 ······································ **103**

- 7．附―鍼の消毒 ·· **125**

I．漢方診察法

―― 漢方的診断のよりどころ ――

1．漢方の体系

　中国から渡来し，日本に於いて発達した薬物療法をもって漢方とする。

　現在，日本の医療界では，西洋医学が支配的であるから，医療の常識も西洋医学の上に立っている。ところで，漢方は個々の健康状態や，病の把握，認識，発展とこれに対処する方法に関して，全く異なった基盤に立っているので，まず漢方の特色を述べなければ西洋医学と比べることはできない。

　ここでは，診療，診断，治療法，治療の順に従って概略を述べてみる。

　漢方の全盛期は，日本では江戸時代であるから，漢方の内容と現在の西洋医学の内容とをそのまま比較するのは意味がないことである。漢方の世界は，化学薬品，精密機械に乏しく，そういった形の検査法には見るべきものはない。しかし，このため五感にたよる診察方法は，詳細精微で，現代診断学の及ばない場合が至る所にみられ，自覚症状の裏にある重要な徴候を読みとる術が発達している。

　診察は診断の前段階であり，診断は治療法を決定する。

　西洋医学では，診断名が異なっていても治療法が同じ場合があるが，漢方では後述の如く，診断は治療と密接に結びついているので，同じ病人の同じ病気でも状況によって漢方的診断は時に変化し，これについて治療法も変わってくるのである。

　漢方の全盛期の時代には，病気の外因，または内因を機械で追求することはほとんどなかったので，外感—外因—，内傷—内因—が生体ではどのように表現されているかをとらえ，整理分類して体系をたてるために概念化し，これにより学的体系を成立させた。

　ところで，臨床医学の最終目的は病気の治療にあるので，漢方の体系はまた実際面で治療法の指示にもあたらなければならないのである。そこで，漢方では外感，内傷の生体における表現を整理，分類して概念化する基準が治療方法と密接に結びついたと思われる。したがって，漢方の診断は，同時に治療法の指示であることがあり，診断を治療法名をもって行うことがある。この場合は，誤診すれば，直ちに誤治—治療の誤り—につながるので，病気は好転しない。漢方では，誤った診断から起こる問題をとりあげ，壊病と名づけて追求し，その治療法もほぼ確立している。

　もちろん，漢方で治療効果のあがらない場合もある。しかし，漢方は急性病に適していないとか，慢性病に適しているとかいう考えはまったくの間違いで，すべての病気に試みてみるに足る根拠がある。とはいえ，いかなる疾病にもかなりの治療効果をあげるにはそれ相当の技術を修得することが必要であることはいうまでもない。

　ここには，外感・内傷・誤治・壊病という言葉が出てきている。これらを東洋医学用語集から引いてみる。

外感（がいかん）

　外邪によって起こった病気，感冒，チフ

ス，インフルエンザなどを外感とよんだ。外感の治—治療—は張仲景（傷寒論の著者）にのっとり，内傷の治は李東垣（脾胃論，内外傷弁惑論などの著がある）によるという言葉がある。これは外感の治療は傷寒論を手本として行い，内傷の治は李東垣の説に従ったのがよい，との意であるが，日本では，古方派の台頭以来，一部では，傷寒論に万病を治する規範があると主張し，内傷もまた傷寒論で治し得るものと断じた。この場合の傷寒論は，傷寒雑病論の略で，傷寒論と金匱要略とを指している。

内傷（ないしょう）

外感に対する言葉で，身心の過労，不摂生などから起こる病気を内傷とした。しかし，外感と内傷を区別することは難しく，外に原因があっても，内にこれを受け入れる準備状態がなければ，発病はしない。故に，古方派では内傷と外感とを区別しなかった。

誤治（ごじ）

証の判定を誤って間違った薬方を用いると，病が治らないばかりでなく，重症に追い込む事がある。之を誤治という。錯治ともいう。

壊病（えびょう）

其の病から当然生ずべき症候が誤治によって変じ，正証を現わさず，陰陽，表裏交錯して主証となすべきものがない状態をいう。

さて，次に漢方の内容を考えてみる。

広義の漢方には，湯液・鍼灸・按摩・食養などがある。このうち，湯液を狭義の漢方ということがある。さて，狭義の漢方の体系は，凡そ次のように考えられる。漢方修得の為に私が記した小冊子の序文を紹介してみる。

漢方を大別すると
1．鍼灸
2．湯液

これに $\begin{cases} 食養 \\ 導引 \end{cases}$ を加える者もある。

現在行われている漢方は
1．鍼灸 $\begin{cases} 現代派 \\ 古典派 \end{cases}$
2．湯液 $\begin{cases} 古方派 \\ 後世派 \end{cases}$

この両者の間に折衷派というものがある。

3．食養
   現在，広く認められている派はない。
4．導引
   食養と同様

以上のものは大別したもので，更に各々の派の中に種々の異なった流派を包含している。

従って漢方全般にわたって一応の知識を得ることは容易ではなく，この中の一つに通じたからといって漢方全体を把握したということにはならない。

漢方治療を行うためには，何派に属するにしても漢方全般にわたるある程度の知識と技術を身につけていなければならない，と考えている。

西洋医学でも同じであるが，漢方では技術を先ず修得して，しかる後に，その理論を学ぶことが実力の向上のために最も近道なのである。

もとより漢方は歴史のある医学であるところから，このように単純に分類する方法が

妥当でない面もある。そこで，長濱善夫先生の東洋医学概説から，狭義の漢方の諸派の内容に関する記述を引用してみよう。これは，医史学の見地から記されたものである。ここに取り上げるには，難解な点，説明不十分な点もあるが，本書を読み進むことにより氷解してくると思われる。

古方派（こほうは）

古方医学とは，内経系の後世方医学と対比したもので，いわゆる傷寒論医学と同じものと考えてよい。

内経系の医学の特徴となっている医説は，陰陽五行説，臓腑経絡説などであるが，いわゆる古方派の医家達は，之らを排して，傷寒論の医学思想を中心として独自の医方を編成したのである。

その特徴とするところは，一貫した随証理念（古方的）や気，血，水，病理観などであるが，また陰陽，虚実などの病態認識法も内経系のものよりやや実際的（狭義）であり，とくに三陰三陽の六病を規定して，これらを表裏（内外）に分けて取り扱うことなども特記してよい。腹診法も独特のものであるといえよう。

このような疾病観はすべて傷寒論に由来したものであるから，当然の事として，用いる薬方もすべて傷寒論，金匱要略登載方を中心としたものに限られている。金匱要略は，雑病の治療を説いたもので，薬方の数は多いが，一貫した特別の医療体系は見出されない。そこで，単に同系の医書として，むしろ有用な薬方だけが取りあげられているに過ぎない。

後世派（ごせいは）

金，元の時代に発達したもので，内経（素問，霊枢）や難経の医説に基づいて発展したものであるから，陰陽五行説，臓腑経絡説，運気論などがその中心思想となっている。

折衷派（せっちゅうは）

古方派の革新的医説には多くの行き過ぎがあった。そしてそのために，攻撃的治療に過ぎ，為に生死にかかわるような激しい反応を起こす事があっても之を瞑眩として歓迎したので，一面では古方の実績もあったが，その医説は忽ち批判の目的となった。そこで古方，後世派それぞれの長所をとって総合した第三の流派を作り出すべく，所謂折衷派が生まれるに至った。之に属する有名医家には和田東郭，有持桂里などがある。

考証派（こうしょうは）

折衷派の一派は，薬方の運用に重きをおいた経験主義に陥ったので，次には古文献の考証に重きをおいた考証派（江戸医学館を主宰していた多紀一派が中心となっていた）によって主導権を握られるようになった。之に属する人々は森立之，喜多村直寛，清川玄道，原南陽，今村了庵などがあり，浅田宗伯もこの派に属する医家である。

古方派，後世派の実際的運用，治療面について，大塚敬節先生は次のように述べておられる。

古方派（こほうは）・古医方

古医方なる名称が指す医学の内容は，必ずしも一定していない。宋以前の医学即ち，素問，傷寒論は勿論，千金要方，外台秘要方までをも含めて古医方とし，之らの医学を宗とする学派を古方派とする場合がある。また，漢時代の医学殊に傷寒雑病論のみを指して古医方とし，之を尊信して，それ以外の医方を採らないものを古方派と呼ぶ場合もある。

又，処方は近世のものであっても，その精神が古方にかなったものはとり用ゆべしと主張する一派も亦古方派と呼ばれた。従って古方派と称せられている人達の医学の内容は必ずしも同一ではない。唯，古方派に共通する点は，陰陽五行，五運六気の説を排するところにある。後世派と区別するべき主要なるポイントはここにある。

後世派（ごせいは）

田代三喜が明から，主として李朱医学を学びとったが，之は純粋な李朱医学ではなく，朱丹渓を宗とし，張仲景，孫思邈，李東垣の諸説を折衷したもので，弟子の曲直瀬道三，香月牛山等に伝えられた。之を古方派に対して後世派と呼ぶ。

〈鍼の刺入法（管鍼法）〉

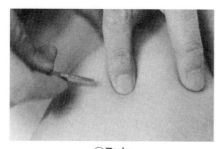

①取穴

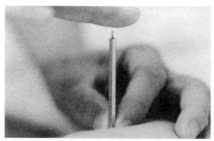

②経穴に弾入する

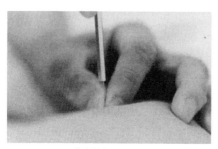

③鍼管を抜く

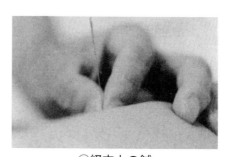

④経穴上の鍼

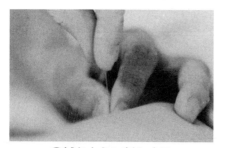

⑤鍼をさらに刺入する

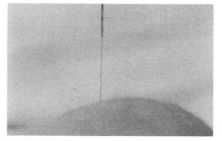

⑥適正な深さの鍼

2．証―漢方的診断―

　漢方では，病をどのように見ているか，この基本問題を考えてみよう。病の診断について，私はかつて次のように述べたことがある。

　漢方における古方派において，疾病を治療する場合には，すべて証によって薬方などを用いる。そこで，この意味における証は，古方派によって疾病として認められる状態ともいい換えることができる。

　証は，身体内の病変が外に現われた徴候の統括であるから，身体内に病変がなければ，証はない。そこで，病は証との関係において理解されるということになる。症状として出現した様相を統括して病の本態の現出としてとらえ，この病の本態に応ずる薬方をもって治療すれば，病は好転する。

　証を理解することは，漢方を知ることであり，証の意義を把握することは，漢方的診断を可能とするものである。証について，あいまいな概念を持って治療を行っている人は，漢方による治療を行っているとはいえない。漢方を漢方らしからしめるものは証である，といってよい。このように，広義の漢方，狭義の漢方を通じて，漢方の本質は，証に結実しているといっても過言ではない。

　証に漢方的診断という言葉をあてはめたのは，藤平健先生である。先生は，常日頃，証を端的に次のように表現されておられる。

　証は，その病人について，現在現われている自他覚症状のすべてを，生体に現われる闘病反応の漢方的表現方式にしたがって，整理し，統括することによって得られる，その病人に対する，漢方的診断であり，同時に治療の指示である。

　また，証を理解するために，他の面からわかり易く説明した東洋医学用語集にある大塚敬節先生の文を引用してみる。

証（しょう）

　証には2つのちがった意味がある。1つは症候の意味である。頭痛，腹痛，下痢のような病証をさす場合。他の1つは随証治療とか，証に随って治すとかいう場合の証である。

　近代医学の診断は，病の本態を探求し，その原因を究め，病名を決定するにあるが，漢方では，これとはまた別に，証の決定という問題がある。この場合の証は，症候の意味ではなく，この病人（個々の具体的な病人）には，どんな治療を施すべき確証があるかという意味の証である。証にはあかしの意がある。この場合の証は，頭痛，悪寒などの個々の症状を指すのではなく，その病人の現わすいろいろの症状を，漢方独自の診断方法によって，綜合観察して，その病人に葛根湯で治る確証があれば，その病人には葛根湯の証があると診断し，小柴胡湯で治る証があれば，小柴胡湯の証があると診断する。だから同じ病気でも，個人差によって，証がちがってくるから，用いる処方もちがってくるのである。また，まったくちがう病気でも，証が同じであれば，1つの処方を双方に用いることになる。

また，木村康一先生の証の概説は，初心者の頭に入り易いので，引用させていただくと，

その証に従って方剤を選定するに当たり，現今の欧米用薬の方針と甚だしく相違する点が見られ，現代医学的には病名を異にし，全く異なった治療法を施すものに，患者の症候群すなわち漢方でいう証が同一なら，同一の方剤を用いる。例えば葛根湯という方剤であるが，現代的には全く治療法を別にするインフルエンザとチフスとの場合でも頭項強痛（ずこうきょうつう），無汗という症候群が揃うと，どちらにもこれを葛根湯の証として葛根湯を投じる。そればかりではなく高血圧症の患者でもその証が葛根湯の証にあえばこれを用いて血圧を下げる。なお注意すべき点は，その方剤を構成する個々の薬物すなわち生薬（いわゆる漢方薬）が，今日の用薬概念からかけ離れていることである。

葛根湯の処方：葛根8.0g，麻黄4.0g，生姜4.0g，大棗4.0g，桂枝3.0g，芍薬3.0g，甘草2.0g，この葛根湯という方剤を構成する7種の生薬の個々について見れば，単独で解熱力を持ったもの，また血圧降下力を持ったものはない。この効力についての薬理学的解明はまだ手がつかないし，つけようとしても7種の生薬の化学成分の個々の薬理作用から容易に帰納することは現段階ではまだできない。

また現代的には1病名で呼ばれ，投薬も一様な病気でも，漢方的には，その治療すべき患者の病状ばかりではなく，態度や体格や性格等までも総合した証に応じた治療手段を施す。たとえば，今日インシュリンで処理されるいわゆる糖尿病と診断される病気についても患者の呈する証に従い，用いられる方剤は20種前後も使い分けられる。

神経痛のようなものも，今日の用薬が直接痛みを鎮めるいわゆる鎮痛薬を主とし，僅かにビタミン，ホルモン等を用いるに対し，漢方方剤の中に直接鎮痛作用の生薬を用いることはなく，患者の証に応じた方剤で，痛みを起こす体の不調異常を調えて治療するように思われる。

針灸の経絡の三陰三陽と薬物療法の三陰三陽とは別々に考えられているが，後世派陰陽五行説の展開は，薬物を経絡の三陰三陽に分けて配属させ，分経審治（ぶんけいしんじ），引経報使（いんけいほうし）が論じられた文献もあらわれ，明以後の中医の証は混乱が見られるが，わが国は古方的な証の見方が主流をなしていると考えられる。

漢方はこのように証によって病を治療する。このためには，漢方における病が明らかにならなければならない。証は漢方の病と対応するものである。

また，漢方における治療は，証を建てなければ治療の方法を定めることができない。証は漢方の核心をなすものである。

証の解説は，以上の如くであるが，証の内容は単一ではない。証には，主証と客証がある。主証は，病の主たる症候であり，病として欠くことのできない徴候である。これに対して客証は，一応存在する徴候であり，場合によっては存在しないこともある。つまり，主証は漢方的診断の上で同一の病気と考えられたとき，その病気の始めから終わりまで存在する証である。これに対して，客証はときに存在し，ときに存在しない証で，主証を診断する補佐的存在といえる。

和田正系先生は，「漢方治療提要」でこれに適切な例を挙げておられる。

例えば，同じ頭痛なる症候でも，桂枝湯に於いては主証であって，呉茱萸湯では客証である。これ桂枝湯に於いては，頭痛なる症候は終始変わらず出現するが，呉茱萸湯では必ずしも存在するとは限らない。之に反して，呉茱萸湯に於いては乾嘔なる症候が終始必在するから，之を主証とし，桂枝湯に於いては必在ではないから，之を客証とする。茲には頭痛とか，乾嘔とかの1症状を挙げたが，2つ以上の所謂症候群のこともある。

また，主証に類する概念に，本証がある。本証は，症状の元になっているもので，治療の主たる対象にあたる。これに対して末証は，本証あってこれに附随して現われている症状である。従って，本証が軽快すれば，自ら消退する症状である。これについて，鍼灸の部内では，本証に対して本治，また末証に対して標治という用語がある。

〈灸　法〉

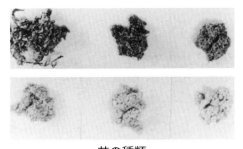
艾の種類

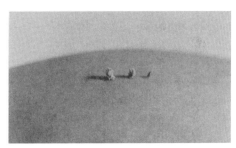
艾炷の大きさ各種

〈施灸の実技〉

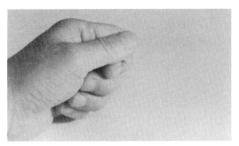
①艾炷を作る

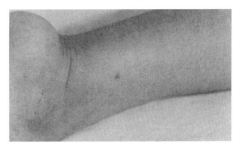
②灸点の位置

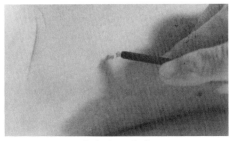
③点火の仕方

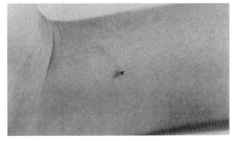
④点火した艾炷

3．漢方の診察

　東洋医学では，診察法を望，聞，問，切の四診に分けている。診察のための特殊な器具，機械などのなかった時代に成立したものであるから，五感によって病人の診察を行うことになっている。四診は五感によって病気の徴候を確認する方法で，これを便宜的に分類したものである。

　したがって，ひとつひとつが独立したものではない。病状，予後の判定，そして最終的な治療方針を決定するためには，これらを総合しなければならない。そして，むろん総合判定にあたっては，五感を超越した医師の直観にあずかることはいうまでもない。

　四診による病状認識の主要な前提は，陰，陽，虚，実の判別や，病邪の所在（表，裏など）を判定することであるが，個々の症状はまたそれぞれ独特の意義をもったものとして認識される。

1）望　診

　望は望見の意味で，視覚による診察方法をいう。今日の言葉でいう視診にあたる。舌診もこれに含まれている。

　まず，病人の肥瘦—太っているか瘦せているか，気色—気力，血色の潤燥—潤いと乾き，光沢，緊張，弛緩の状態などから病人全体の体質，栄養，陰陽—詳細は8章に後述—，虚実—詳細は8章に後述—などを判定する。

　次に部分を診察する。部分の皮膚，部分の形状など，また排泄物（大便，小便，帯下，膿など）の観察もこれに含まれる。

　このように全体を診てから部分にいたる方針は，漢方医学を貫く鉄則である。

　人体内臓の機能の亢進と減退が現す症状は，外から観察される。

　漢方医学，とくに鍼灸の部門では，これを5個および6個の範疇におさめて，肝，肺，脾，腎，心の五つの臓と，小腸，胆，膀胱，大腸，胃，三焦の六つの腑としている。これらについては不完全ながら解剖図もある。すべての臓と腑を11個に概括してしまえば，それ以上の数に分類した西洋医学とでは，臓器の名前や臓器のあらわす機能が同じでも，内容に違うものがあることは当然である。

　臓と腑の機能の亢進と減退があらわす生理機能欠陥の症状は，表在的変化と内在的変化に分けることができる。表在的変化は易変的，相互関連的，機能的であり，内在的変化は恒常的，独立的，器質的である。後者は，前述の不完全な解剖図の各臓器の異常に相当する。

　ある臓器から出発して，また他の臓器とも連絡をとりつつ，体表にまで分布している血管や神経と異なる系を経という。表在的変化は，その経の変化にあたる。経は，その分枝として絡を出している。絡—詳細は6章2節に後述—により経—詳細は6章2節に後述—は，他の経と連絡している。

　望診の例を，顔色と舌にとってみよう。

　顔色の変化によって，異常のある経絡や臓

器を推察する方法がある。

　漢方では，顔色の変化を基本的に五つに分ける。これは，五臓と関連づけて，それぞれの臓器の機能の変化が顔色に反映したものと考えるための基礎である。後出9章1節表4五行之色体表参照。

　健康な日本人の皮膚は黄色で，やや淡紅色を帯びている。赤ら顔で血色がよいのは，必ずしも良好なわけではない。女性では，この場合，瘀血に基づく不調の場合がある。顔色の観察は色調や光沢などで判断する。

　青色は，肝，胆の異常を示し，また，疼痛を訴えるときの顔色も青色である。

　赤色は，心，小腸の異常を示す。また，炎症の存在を示す。

　黄色は，脾と胃の異常を示すとされている。消化器に障害があり，栄養の不良，貧血があることが多い。

　白色は，肺，大腸の異常を示すとされている。虚脱などのときにみられる顔色である。また，喀血，激痛，多量の発汗などのときもみられるものである。

　黒色は腎，膀胱の異常を現す。冷え，痛みのときにみられる顔色である。体力が低下したり，体温が下降し，四肢が冷えるような状態にもみられる。

　漢方の診断に舌証を欠くことはできない。舌証とは，漢方の目で舌の状態をみて証と舌を結びつけるように判断することである。

　急性の熱病，胃腸炎などの場合の舌証は，重要な役割を果たすが，一般の疾患の場合は脈診，腹診を主に行う。

　舌苔…健康な舌には舌苔はない。病気でも太陽病―詳細は9章2節に後述―で表証だけのときや，陰病―詳細は9章1節に後述―のときは現れない。陰病のときは，舌は湿っているだけである。また，その他の病気の場合も現れないことがある。

　白苔　今まで舌苔のなかったところに現れる。口が粘ったり，のどが乾いたりしたときは，太陽病が少陽病―詳細は9章2節に後述―に変わったことを意味する。

　黄苔　白苔がしだいに変わったものである。黄苔には，下痢させてよいものと悪いものとがある。特に黄苔が厚くないときには，下痢させてはいけない場合がある。下痢させてよいのは，黄苔がしだいに焦げ茶色に変色する場合である。

　黒苔　黄苔が黒くなったものをいう。黒苔には，下痢させてよいものと，温補しなければならない虚証のものとがある。

　下痢させてよいもの―熱病で黒苔があり，その黒苔が堅硬のもの。

　その他，黒苔が厚く乾燥し，唇も乾いて歯ぐきまで黒く乾燥し，心下部を圧すると苦痛を訴えるものは，実証で下してよい。

　下痢すると，一般により虚の状態におちいる。したがって，現在，実の状態であって健康を害している場合，下痢をさせれば，さらに虚の状態が強くなることはあっても，健康を回復することはない。

　温補しなければならないもの―黒苔があり，それが乾燥していても軟らかい場合は下痢させてはいけない。

　舌に苔がなく，一面に黒いものは虚証であるから下してはいけない。

　舌の赤いものがある。乳頭が消失し，つるりとした赤い面になっているもので，虚証の舌証である。

　舌が暗紫色のものがある。舌が暗紫色や青

色のもの，または，舌のまわりに紫色の斑点などのあるもの，これは瘀血—詳細は10章の末に後述—の証である。

2) 聞(ぶん)診(しん)

主として聴覚による聴診のことであるが，嗅覚による嗅診もこれに含まれることになっている。

病人の声の高低，調子をきき，喘(ぜい)鳴(めい)，吃(きつ)逆(ぎゃく)，振水音—胃の中の水の音—等を聞いて病状を知る。

また，体臭，大便，小便，帯下などの臭気によっても診断することがある。

3) 問(もん)診(しん)

問診は，病人と医師の間に行われる会話である。疾病の進展状況，および生活環境などを理解し，これにより疾病と病人の関係を知り，疾病の本体に近づこうとする。

「疾病は五臓六腑12経絡に関係する」，としてとらえようとする東洋医学の立場と，西洋医学の観点にたった問診は，おのずと異なるところが多くある。

また，東洋医学における診察の方法と内容は，東洋医学のなかで各研究者の立場によって同じではない。

次に紹介する私の考案した病歴表は，東洋医学全般にわたって使用できるように工夫したものである。したがって，漢方のどのような立場にたっても，病歴が正確に記入されているかぎり，病歴から診断が可能となるものである。

この病歴表を記入し易いように以下のように書き直してみる。

この結果を資料として，診断が可能になるものが多いと思われる。しかし，むずかしいものは直接の診察をしなければ，この資料だけでは診断不可能のこともある。本書のこの部分は，松下嘉一著，鍼灸療法，保健同人社，から転載したものである。

1．記入日　　　年　月　日　曜
　　天候　　　　場所

2．氏名　　　　　　性別　　年齢
　生年月日　　　年　月　生
　住所
　(1) 職業（以下に○をつける）
　　　その労働の内容—頭脳労働の程度，軽・中・重　肉体労働の程度，軽・中・重
　(2) 家族の職業
　(3) 本人の社会的地位
　(4) 世帯主との続柄

3．家族歴—死亡した場合は，その病気と死亡年齢，持病があればその病名
　祖父（父方）　　　祖母（父方）
　祖父（母方）　　　祖母（母方）
　父　　　　　　　　母
　兄　　　　　　　　弟
　姉　　　　　　　　妹
　妻　　　　　　　　子
　同居人

4．既往歴—罹患年齢と罹患期間—
　(1) とくに注意すべき病—結核，高血圧，癌，梅毒，精神病，血液病，気管支喘息，

神経痛，腎臓病，心臓病
　(2) 体質の特色—持病，よくかかる病気—

5．婦人科
　(1) 初潮年齢
　　　順　　不順
　　　閉経年齢
　(2) 出産回数とその年齢
　(3) 流産回数とその年齢
　(4) 人工流産回数とその年齢
　(5) 婦人科手術の内容とその年齢
　(6) 帯下(こしけ)の有・無とその色

6．診断名—現在医師にかかっている場合は告げられている病名

7．主訴—おもな訴え—

8．副訴—そのほかのいろいろな訴え—

9．現病歴—現在の病気の経過—

10．現在の治療法と処方内容

11．体形的特徴（以下に○をつけ，記入する）
　(1) 体の全体の特色
　　　大，中，小，肥（ふとっている），中，痩（やせている），弛緩（ぶよぶよしている），充実（むっちりしている）
　(2) 身長　　　体重
　　　胸囲
　(3) 体の部分の形態的な特徴—ふつうのひとと違ってめだったところ
　　　頭　　　　　顔
　　　頸　　　　　上肢

　　　胸　　　　　乳房
　　　背　　　　　腰
　　　腹　　　　　下肢

12．体質的特徴（以下に○をつける）
　(1) 寒がり，暑がり，耐寒型，耐暑型，冷え性，のぼせ性，風邪をひきやすい，胃腸が弱い，胃腸が丈夫
　(2) 皮膚の色
　　　黄，赤，白，蒼(あお)，蒼白(あおじろ)，蒼黒(あおぐろ)，黒
　(3) 常習的な疾病—よくかかる病気—
　　　しもやけ，ひび，蕁麻疹(じんましん)，湿疹，かぶれ，吹出物，神経痛，気管支喘息，中耳炎，蓄膿症，夜尿症

13．動作と眼勢（以下に○をつける）
　(1) いつもの姿勢はどういうものが多いか
　　　立位，座位，臥位—ねていること—，上向，下向，左向，右向
　(2) 動作
　　　敏，鈍，並
　(3) 眼の動き
　　　敏，鈍

14．音声（以下に○をつける）
　　大，小，強，弱，張，澄，濁，嗄(はり)—しわがれる—

15．気質（以下に○をつける）
　　内向性，外向性，神経質，鈍重—のろま—

16．毎日の生活習慣—職業とレクリエーションを含む—
　(1) 運動—職業上の運動も含む—の内容と程度と時間

(2) 休養―ぶらぶらしていること―の時間

(3) 疲労の程度

17. 性（以下に○をつけ，記入する）

　(1) 色気

　　　あり，なし

　(2) 色意―性交を希望する―の程度

　　　強，弱，なし

　(3) 性交

　　　　日，　　回

18. 入浴

　　　　日，　　回，入浴時間

19. 食物摂取の状況（以下に○をつけ，記入する）

　(1) 主食

　　　米類，パン，めん類

　(2) 副食の種類と内容

　　　動物性食品の内容と量

　　　植物性食品の内容と量

　(3) 飲料―どういうのみものが多いか

　(4) 摂取量

　　　大食，小食，普通

　(5) 食欲

　　　あり，なし，普通

　(6) 食事の回数と時刻

　(7) 好みの味

　　　甘，塩―しおからい―，酸，辛―ぴりっとからい―，苦，渋

　(8) 嗜好品の摂取量

　　　酒　　　　煙草

　　　甘味　　　香辛料

　(9) 常の間食の内容と量

20. 現症―現在の病状

　　体質（医師による漢方的診断結果の記入）
　　瘀血症体質（おけっしょう）
　　臓毒症体質（ぞうどくしょう）
　　解毒症体質（げどくしょう）

21. 問診

　(1) 全身の徴候（以下に○をつけ記入する）

　　① 作業の能率　良，普通，不良

　　　　作業時間

　　② 倦怠感―だるいかんじ―　全身，脚

　　③ 睡眠　良，普通，不良

　　　　睡眠時間　　　時間

　　④ 精神状態

　　　心煩（しんぱん）―気のわずらい―，不安，驚（きょう）―びくびくする―，譫語（せんご）―うなされる―，茫（ぼう）―ぼんやりする―，口噤（こうきん）―歯をくいしばる―，狂（きょう）―くるったようになる―

　　⑤ 熱

　　　悪風（おふう）―悪寒の軽いもの―，悪寒（おかん）―さむけ―，戦慄（せんりつ）―ふるえ―，悪熱（おねつ）―熱感がなくて熱があること―，発熱（おうらい），往来寒熱（かんねつ）―寒かったり，あつかったりすること―，上衝（じょうしょう）―のぼせ―

　　　熱型―体温が上下する形―を記入する。

温　度　表
36℃

　　⑥ 汗

　　　量…多，普通，少

　　　性質…自汗（じかん）―じくじく汗がでる―，盗汗（とうかん）―ねあせ―，汗の色

　　　汗の出る部位…全身，上半身，下半

身，左半身，右半身，頭部
⑦　知覚
　　鈍麻，麻痺，蟻走感—むずむずする
—，痒
⑧　知覚異常のある部位
⑨　疼痛—神経痛などの場合に記入する。
　　咽，胸，心臓部，腰，脚，関節
⑩　筋の異常—筋肉痛などの場合に記入する。
　　項背—うなじから背にかけて—，頸項—うなじ—，背，脚，その他
⑪　出血の種類
　　喀血，吐血，衄血—はなぢ—，下血—陰門，肛門の出血—
(2)　頭部の徴候（以下に○をつける）
　　頭痛，頭重，冒—おかまをかぶっている気がする—，眩暈—めまい—，立ちくらみ，身体動揺感，不安感，蹣跚—よろめく—，耳鳴，難聴
　　鼻汁　色＝濃，淡　量＝多，少
(3)　胸部の徴候（以下に○をつける）
①　循環器
　　心悸—心臓がどきどきする—，心下悸—上腹部でどきどきすること—，腹動—臍部のどうき—
②　呼吸器
　　短気—息を深く吸えない—，息切れ—すぐ息苦しくなる—，喘—ぜいぜいする—，咳
　　呼吸数—毎分　　回
　　痰　色＝濃，淡　量＝多，少
(4)　腹部の徴候（以下に○をつけ記入する）
①　消化器
　　口腔部　味がない，口臭，口苦—くちがにがい—，口内粘—くちのなかが

ねばねばする—，口渇，咽乾口燥—のどがかわいてはりつく—，酸水の逆流—すっぱいみずが上がってくる—
　　摂水量＝多，少
　　腹部　噫気—おくび—，悪心—むかむかする—，乾嘔—えずき—，嘈囃—むかむかもやもやする—
②　尿
　　色　白，赤，黄，膿，透明
　　臭
　　排尿時＝不快，痛，痒
　　失禁—たれながし—，遺尿—排尿後，まだ残っているような感じがする—，夜尿—おねしょ—，淋—尿がぽたぽたおちる—
　　昼の尿の回数
　　夜の尿の回数
③　屎—大便—
　　色　黒，黄，血，膿
　　臭
　　排便時＝快，不快
　　燥屎＝かわいた大便，普通，軟便，下痢便，粘液便，水様便，血便，膿の混っている便，熱利—あつい大便—
　　回数　　日　　回，量＝多，少
(5)　月経の徴候
　　順，不順，周期　　日，期間　　日，苦痛＝有，無　　日
(6)　四肢の徴候
①　異常の部位を記入する
　　微急—わずかに筋がつまる—
　　拘急—筋肉が固くなって動かない—
　　攣急—痙攣して固くなる—
　　痿—麻痺する—
②　煩熱—ほてる—の位置（○をつける）

四肢,手掌,足
③ 冷えの位置（○をつける）
腰,脚―大腿から下腿―,足―足首から下部―,腕,手,四肢厥冷―四肢が冷たくなる―

22. 切診,その他（以下に○をつけ記入する）
(1) 頭部
① 傷,奇形,手術などの位置
② 顔色
黒,蒼白―あおじろい―,紅潮,頬赤
(2) 舌症
① 唇
色　蒼白,淡紅,鮮紅,暗赤
質　潤,乾,荒,裂
② 舌
形状　乾,潤,滑,粘,芒棘―ささくれている―,裂―われめができている―,粗―ざらざらしている―
色　蒼白,淡紅,鮮紅,暗赤
③ 舌苔
部位　全,前,後,中央,偏側
性質　乾,湿,裂,厚,薄
色　白,黄,黒,焦茶
(3) 脈症　全体の脈を考えるとともに左撓骨動脈と右撓骨動脈を区別する
浮　沈　強　弱　緊　緩　虚　実
微　細　小　大　洪　芤　軟　弦
滑　結　促　代　濇　数　遅　疾
平　按軟
回数　毎分　　回
三部九候―詳細は4章7節に後述―の脈の異和のある場合を記入する
血管壁の性質

(4) 全体の皮膚
① 性状　甲錯―かさかさする―,乾,潤
② 色　黄疸,蒼白,紅潮
③ 感覚　過敏,鈍麻,異和
④ 発疹　蕁麻疹,紅斑
⑤ 浮腫　眼瞼,足甲
⑥ 爪形　色,形
(5) 頭部及び頸部（○をつける）
① 唾液分泌　過多,過少
② 咽喉痞塞感―のどがつまる感じ―
③ 腫　甲状腺　淋巴腺
(6) 胸部（○をつける）
胸中痞塞感―胸がつまる感じ―,胸内苦悶感―胸がしめつけられるような感じ―,心窩部痞塞感―上腹部がつまる感じ―,心窩部膨張感―上腹部がつっぱりふくれる感じ―,心窩部痛―みずおちが痛む―
胸廓の形の異常
(7) 腹部の異常
① 蠕動不安―おなかがぐるぐるする―,腹鳴,ガス
② 痞―押すときもちが悪い―位置
③ 鞕―固くなっている―位置
④ 堅―ひどく固い―位置
⑤ 拘急―つれて固くなる―位置
⑥ 腹直筋攣急―腹直筋が固くつっぱる―位置
⑦ 小腹急結―下腹部が固くなる―位置
⑧ 腹満,蛙型,布袋型,膨満
⑨ 膨隆―ふくれあがること―の部位,心下―みずおち―,小腹―下腹部―,臍部

⑩　腹部皮下の状態
　　水腫―水がたまっている―，餅―コネコネしている―，綿―フワフワしている―
⑪　自覚的感覚
　　不仁―感覚が鈍くなっている―の位置，心下，下腹部
⑫　他覚的感覚
　　心下＝温，冷，軟
　　小腹＝温，冷，軟
(8) 腹部の異常のある場所
① 不快感の部位
② 痛みの部位
③ 結―しこり―の部位
④ 塊―かたまり―の部位
⑤ 腹動―どうき―の部位
⑥ 膨満感
(9) 背部の異常のある場所
① 項および頸
　　凝りの部位
　　圧痛の部位
② 背
　　凝りの部位
　　圧痛の部位
③ 背柱
　　変形の部位
　　圧痛の部位
　　叩打痛の部位
(10) 腰部の異常のある場所
　　疼痛の部位
　　圧痛の部位
　　疼重―重苦しく痛い―の部位
(11) 下肢の異常のある場所
　　浮腫の部位
　　痛みの部位

　　不仁の部位
　　冷感の部位

　記入に際しては以下のことがらに注意する。

　名詞のうち，西洋医学で用いられているものと同じものがあっても，同じものを指しているとは限らない。また，形容詞も同じ内容でないことが多いものである。動詞も異なった動作を表わす場合がある。

　西洋医学を十分に習得していても，漢方を学ぶ上には，その知識と技術は何ら利益をもたらすものでない点に留意したい。

　西洋医学を既に学んだ人，現在学びつつある人，今後学ぼうと思っている人，共に漢方の前では等しい出発線上にあることになる。漢方は，西洋医学とは異なる文明に属するものであるから，思考，方式から学ぶ道が正しいのである。

4) 切　診

　切は接の意味で，医者の手を直接患者に接触させて診察することをいう。脈診，腹診，背候診，切経（経絡の切診）などがこれに含まれる。

　人間は自然界の一員であることを考えると，四季，天候の急変にも大いに影響されることは肯ける。この四季，天候の急変が，人体に及ぼす影響を最も微妙に感ずるのは精神であるが，これは，言語，表情などを通して他覚的にとらえられる。

① 脈診

　東洋医学，特に鍼では，四季，天候の影響

が全身の各臓器に及び，その結果，脈にニュアンスを与えるとされている。もし，四季，天候の変化に応ずる脈の変化の型が正常でなければ，外界の変化にうまく適応できていないということになる。

脈は，通常は術者が中指頭を橈骨茎状突起中央に相当する橈骨動脈上に置き，示指頭および無名指頭を揃えてあてて診る。

脈状は，分類数が少ない者で6，多い者では43余に及ぶ。

なお，鍼では，三部九候の脈というのがあって，これも橈骨動脈を利用することがある。

橈骨動脈上の示指頭，中指頭，無名指頭を各々別々に軽く，あるいは強く圧してみると，6個の位置が得られる。これで，左右合わせて12とし，これを督脈と任脈を除く主要12経にあてる。これにより，絡病と経病を察知しようとする。

経絡は，身体を縦横に走っている，いわば脈管系のようなものである。このうち，経は主要な脈管を現わしており，絡は，経を相互に結んだり，更に皮膚の表面にまで広がっている。

病は，先ず，体表に近い絡に影響を与える。この状態にあるものを絡病という。

更に，病が進行すると，絡から経にまで影響が及ぶ。この状態にあるものを経病という。

しかし，橈骨動脈上の各部を各経に配当することについては，特に，湯液の方面から納得できないとする説もある。

主要14経は，次の通りである。
太陰肺経，陽明大腸経，陽明胃経，太陰脾経，少陰心経，太陽小腸経，太陽膀胱経，少陰腎経，厥陰心包経，少陽三焦経，少陽胆経，厥陰肝経，督脈，任脈である。

経には，以上の主要14経絡の他に，奇脈と称する数経が存在する。

経は，その分枝として絡を出している。絡により，経は他の経と連絡している。また，特定の経は特定の臓腑と連絡している。臓腑は，定まった他の臓腑と絡によって連結している。

② 腹診

腹診は，切診に於いて，脈診と共に主要な位置を占めている。特に，湯液では欠くことはできない。

腹診は，診察にあたり，健康人の腹を"平人の腹"として標準にしている。

これに対して，病人の腹に，動悸・圧痛・塊物―かたまり―・しこり・痞鞕―腹の一部に固くなった部分ができ，触れたりすると不快になる―・拘攣―筋肉が緊張してつっぱること―などの存在と，その位置を相互に比較して診断の助けとする。

腹診の内容は，解剖学に立脚する現代内科学とは，かなり異なっている。加えて，治療法名をもって診断とする漢方の体系では，診断が腹部臓器の障害の表現にはなっていないことがある。

西洋医学の特色は，一定の病因から疾病が発生し，時間が経つにつれて疾病の態様は変わってくるが，その疾病は同じものであるとするところにある。

他方，漢方の特色は，疾病の経過をいくつかの時期に区切り，ある時期に諸臓器の相互関連の結果として表現されている体全体を同時にとらえて，疾病の範疇を定めるところにある。

腹部の診察法は，診察を行う者の手の形とその位置，手による圧迫の仕方によって得られる情報が左右されるので，その基本的な型式を次の写真に示しておいた。

③　経絡診（けいらくしん）

経絡診は，臓と腑から発した体表に至る経と絡を，指頭によって上下左右に軽擦（けいさつ）—軽くさする—，または，按圧（あんあつ）—いろいろに加減して圧する—して，経と絡の状態を知り，経・絡・臓・腑の虚実を推察する方法である。

経絡や経穴は，太くあるいは細く，軟らかくあるいは硬く，点状あるいは棒状，また，圧痛が有ったり無かったり，いろいろな形状を持っている。東洋医学では，これらを陽実・陰実・陽虚・陰虚に大別している。

④　背候診（はいこうしん）

背候診は，背腰部の太陽膀胱経（たいようぼうこうけい）に属する経穴のうちの兪穴による切診により，臓腑の異和をとらえる診断法である。

例えば，腎兪（じんゆ）・脾兪（ひゆ）・胃兪（いゆ）・肝兪（かんゆ）・胆兪（たんゆ）・心兪（しんゆ）・肺兪（はいゆ）の凹凸，圧痛，凝り，弾力，知覚異常，温覚の左右の差を測り，その陰陽虚実の段階によって，該当する臓と腑の機能的変化や器質的変化を判断する。

これらの経穴の状態の診断には，最近，電気学的方法が用いられるようになってきている。

以上，漢方の診察の概要を述べたが，次章でこれを詳述する。

背候診の実際を，下図に示しておきたい。

基本的には，太陽膀胱経の第一行に沿って，写真のようにその経絡に属する各経穴の状態を探り，相互に比較して病的経穴を決定する。

病的経穴の所在が明らかになれば，内臓の病的状態を反映することにつながる場合もあり，診断の重要な一助となるものである。

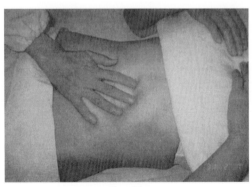

腹　診

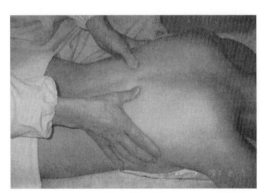

背　候　診

4. 脈　　診

1) 脈診の方法

脈診の方法は種々あるが，一般に行われている方法は，寸口の部に於ける脈診である。

この寸口という言葉には，広義のものと狭義のものとがあるが，広義のものは，西洋医学の脈診の位置と同じで，手の橈骨動脈の部分を指す。この部分に，示指と中指と無名指をあてて脈をみる。中指は橈骨茎状突起（橈骨動脈）の内側にあてる。その中心（心臓）側に示指をあて，その末梢（末端）側に無名指をあてる。

圧し方

初めは軽く（浮），次に強く（沈）圧する。

指の間隔は，患者の身長によって異なる。

背の高い人—指の間を広く開ける。

背の低い人—指の間を狭くつける。

幼児の場合は，母指，または示指だけを動脈の上にあててみてもよい。

以上は，漢方でいえば，古方派の脈診の方法である。

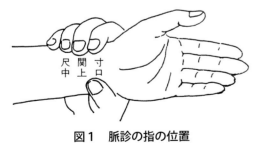

図1　脈診の指の位置

脈診の方法は，必ずしもこの方法のみではない。広義の寸口を，更に，寸口・関上・尺中に分け，示指のあたるところを狭義の寸口とし，中指のあたるところを関上，無名指のあたるところを尺中とする。図1に示してみると，次のようになる。

これが，漢方の後世派や鍼の脈診のひとつである三部九候論である。本章7節に参考として詳説した。ここでは，表1に簡単にまとめてある。

左　　手				右　　手		
浮	中	沈		沈	中	浮
小腸		心	寸口	肺		大腸
胆		肝	関上	脾		胃
膀胱		腎	尺中	心包命門		三焦

表1　脈診の部位と臓腑
浮と沈は，脈の部位と臓腑の関係である
中はその位置の気力をみる

2) 脈の種類

脈の種類の例を図2に示す。

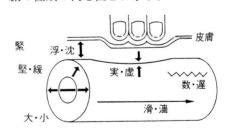

図2　脈診で判定する脈の性状の模式図
（寺澤捷年）看護学雑誌　51/4　1987-4　P389

① 浮

指を軽くあててもすぐに触れて浮いている脈である。

急性熱病で浮脈の時は，病は体表にあるこ

とを意味する。

浮にして緊であれば，表実証である。

浮にして弱であれば，表虚証である。

例外として，浮脈で遅弱の場合は，裏虚証である。

熱のない病気の時に，浮脈でそれが弱なら虚証である。

熱のない病気の時に，浮脈大にして力あれば実証である。

② 沈

指を軽くあてた時は感じないで，強くおした時深部に感じる脈である。

沈脈は，病が裏―体の奥深いところ―にあることを意味する。

脈，沈にして実であれば，裏実証である。

脈，沈にして弱であれば，裏虚証である。

③ 数

速い脈で，1分間に約90以上。

遅脈が寒であるのに対して，数脈は熱である。

脈，数にして弱，又は細なら虚熱。

脈，浮にして数なら表熱。

脈，沈にして数なら裏熱。

④ 遅

数の反対で，脈数の少ない脈である。

脈数が1分間に約60以下。

脈，浮にして遅，沈にして遅，共に弱脈の時は裏虚証。

遅にして力のあるもの，すなわち，遅実は病毒の停滞，痞塞である。

⑤ 弦

弓の弦を張って，これに触れるような感じの脈である。

弦は，ひきつれて痛む時，虚して消化不良の時にみられる。

⑥ 緊

弦脈に似ているが，弦脈が弓の"つる"が張ったような感じの脈で動かないのに対して，緊脈は指でさわると左右に動く脈である。

緊脈は，寒を意味する。

⑦ 滑

滑は，指先に玉をころがすように感じる脈である。

滑脈は熱と実を意味する。

滑脈が虚証の患者に現れる時は，重症である。

⑧ 濇

滑の反対で，滑らかでなくゴツゴツとした脈―小刀で竹を削るような感じ―である。

濇脈は，虚証の患者に現れる。

⑨ 微

かすかな脈で，触れにくい脈である。

精気の虚脱を意味する。

⑩ 大，洪

大も洪も巾の広い脈で，勢いの強いものを洪脈という。

脈，洪大で腹痛のあるものは，回虫症の場合に現れる。

脈，大で下痢する者は，すぐには治らないことを意味する。

⑪ 芤

大きな巾のある脈で，触れると，血管の外部がふくれていて中央はうつろな感じがする。

虚脈である。大出血時に現れる。

⑫ 伏

沈の程度の甚だしいもので，深く圧してようやく触れる脈である。

実脈である。

病毒が急に充満した時に現れる。

伏脈と微脈は非常に似ており，誤診するおそれがある。伏は下さねばならず，微は温補

しなければならない。治療の方法として、反対方向を目指すことになる。

⑬ 弱(じゃく)

力のない脈で、虚脈である。

軽くおせば感じるが、強くおすと感じない脈である。

⑭ 細(さい)，小(しょう)

大の反対の脈で、上下の巾のない脈である。

細脈は寒を意味する。

細脈は、病が体表より裏に入ったことを意味する。

細脈が微を兼ねると、内外ともに虚証である。

⑮ 促(そく)

促は、脈が一時つまづくように止まったり、また、元にもどったりする脈で、いわゆる不整脈である。

陽が盛んで、陰がそれに交(まじ)えない時に現れる。

⑯ 代(だい)

代脈は、完全な不整脈であり、軟弱になったり、緊になったり、浮、沈、数、遅と常に変化する。

重篤な病に多くみられる脈である。

⑰ 結(けつ)

遅脈で、一時停止する脈である。

結は瘀血(おけつ)—詳細は10章に後述—。

体が衰弱した時に現れる。

⑱ 緩(かん)

最も平穏な脈で、健康な人の脈である。

病気の時に緩脈が現れたら、間もなく治る。

⑲ 散(さん)

脈を探る圧を浮にとると、散は浮いて乱れる脈で、しかも散っている。

脈を探る圧を中くらいにとるとうつろに近く、圧を強め重くとると感じられない。

⑳ 長(ちょう)

長は脈が極めて長く、探る圧迫の指を上下しても三部九候の脈にあたる位置を定め難い。

3）四季の脈

脈も四季の変化により、ある一定の定まった形を現す。

病的脈状ではないが、四季の脈の傾向は、春は弦、夏は洪、秋は浮、冬は沈、と大体に於いて決まっている。

また、五臓六腑も各々独自の脈型を現す。

4）四季の脈の虚実

体調が正常であれば、季節に相応する脈が現れる。しかし、現在の季節に、その前の季節の脈が現れていれば、虚証である。これに反して、現在の季節に、その後の季節の脈が現れていれば、実証である。

春に例をとってみる。

春になっても未だ沈脈（冬）の残っているのは虚。

春に、夏の脈の洪大が現れたら実。

このようなことは、夏、秋、冬に於いても同様なことがいえる。

5）脈診の目的

① 病位—病のある位置—がわかる。

脈が浮なら、病位が表にあることを意味する。

脈が沈なら、病位が裏にあることを意味する。

このように，脈の違いによって病のある位置がわかる。

② 虚実を知ることができる。

脈が浮にして弱なら，表の虚を意味する。

脈が沈にして滑なら，裏の実を意味する。

ところが，実しているような脈でも，全体的にみると虚している場合もある。

また，虚しているような脈でも，全体的にみると実していることもある。

③ 実熱を知る。

脈が浮にして数なら，表に熱があることを意味する（表熱）。

脈が沈にして遅なら，裏が寒であることを意味する（裏寒）。

脈が浮にして遅なら，表熱裏寒である。

④ 類証の鑑別ができる。

証が非常に似ていて鑑別に困る場合に脈が重要な役割を演ずることがある。

⑤ 病の変化がわかる。

脈の変化によって病気の状態を知ることができる。表に病があれば脈は浮大である。

それが沈遅に変われば病が好転したことを意味する。

このように，脈が変化することは病気の状態が変わったことで，未だ，外部に症状が現れなくても脈の変化で，その変化がわかる。

6）脈診上の留意点

以上，脈診について簡単に記したが，特に注意すべき点として，いくつか挙げてみる。

1．単に脈診だけでは証は決められない。必ず他の症状とあわせて考えることが必要である。

2．病気によって脈の意味が異なる。

熱病の場合，脈大なら病気が進行している。

出血の著しい時，脈大なら，予後がよくない。

下痢している時，脈大なら，治りにくい。

3．脈と証とが合わないこともある。

7）参考—三部九候の脈

3部とは，寸口の脈を更に，寸，関，尺に分けたものを指し，この部分に指をあてて，浮，中，沈と圧する強さを変えて診察するので図3のようになる。この寸，関，尺は，左右の手にあり，その各々について五臓六腑にあてはめて脈の変化をみることによって，臓腑の経絡の異常を知ることができる。

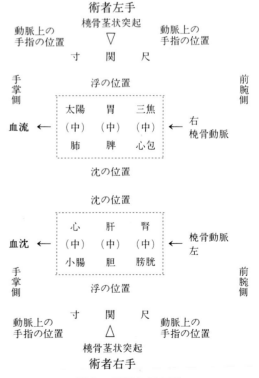

図3 三部九候の脈

5. 腹　　診

　漢方では，腹診は脈診と共に大切な診察方法である。あらゆる病気に於いて，その診察にあたり，必ず脈診と合わせて腹診を行うことになっている。

1) 腹診の際の心得

　まず病人を仰臥させて図4と図5の如く両足を伸べさせ，手は体の両脇につけるか，胸に静かに組ませる。

　腹には力を入れないようにゆったりした気持ちにさせる。

　腹に力が入りすぎると胸 脇 苦満―5章4節6項に後述―や腹直筋の攣急と誤診しやすい。また，振水音を聞きとることも困難である。

　その誤りをなくすために次の様に行う。

　原則として，漢方では足は伸ばして屈げないで腹診するが，ときには図6の如く一度は足を伸ばして腹診し，次に足を屈して再び腹診する。

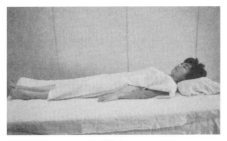

図4

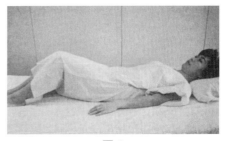

図6

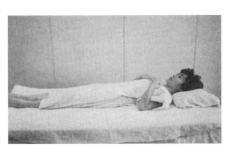

図5

腹部の診察法は，診察を行う者の手の形と圧迫の仕方によって得られる情報が左右されるので，その基本的な型式を下図に示しておいた。

腹診の際の医師の位置としては，図7の如く患者の右側に立ち右手を使用する。

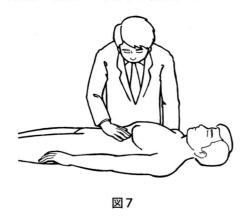

図7

ただし，下腹の診察の場合は図8の如く左側の方が診察しやすい。

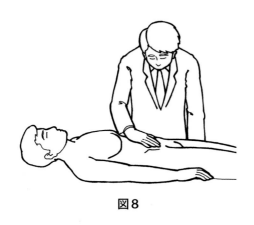

図8

2）特に注意すること

腹診を行う場合には，初めから強く腹を圧してはいけない。

必ず初めは掌を用いて胸から下腹を軽く撫で下ろし，腹壁の厚薄，動悸などをみる。

それから腹の各部分の腹診を行う。

更に，食前であるか，食後であるか，大小便の様子はどうか，運動してすぐか，等を考慮する。

3）腹診の目的

腹診の目的の主たるものに虚実の診断がある。しかし，腹診だけで虚実をはっきり決めてしまうことはできない。脈診やその他の症状と合わせてみることが大切である。

たとえば，急性の熱病では，病証が非常に変動し，脈はそれに敏感に反応する。

しかし，腹証は直ぐには変わらない。内傷の場合は病気の変化が早くはないので腹証によって虚実がわかるのである。

4）腹証の臨床的意義

① 腹部軟弱無力

腹部が全体に軟弱で弾力もなく無力である。脈は沈弱。手足が冷える。このような場合は裏虚証である。図9を参照。

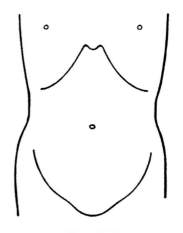

図9　①腹部軟弱無力

また，腹部は軟弱で，腹部大動脈の搏動を観察できるような場合は虚証である。

腹部が軟弱であっても，底力のあるものは実証である。

② 心下痞硬
しんかひこう

心下部がつかえて，抵抗力のあるものをいう。痞は，つかえるの意。図10を参照。

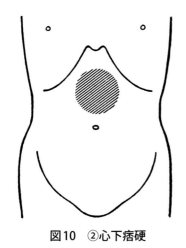

図10　②心下痞硬

心下痞硬は，これのみで単独に現れることもある。一般に，心下痞硬は少陽病に現れるが，その逆は言えない。

診察にあたっての留意点は，次のとおりである。

皮下脂肪の多い場合は，腹壁の表面が軟らかくて抵抗がなく，深部で抵抗を感ずることがある。これも心下痞硬である。

初診時には，心理的に緊張して，腹壁に力が入るために，心下痞硬と誤診し易いことがある。しかし，この場合は腹直筋の攣急がみられ，これによって心下痞硬ではないことがわかる。

③ 心下痞，心下痞満
しんかひ　しんかひまん

俗に「みずおちがつかえる」ということで，自覚的な症状である。他覚的には何も現れない。図11を参照。（満はみちあふれるの意。）

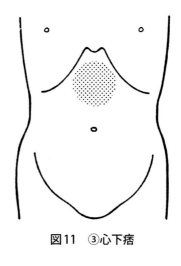

図11　③心下痞

④ 結胸
けっきょう

心下部が膨満して堅く，これを圧すると痛むものをいう。図12を参照。症状に短気，胸膈の拒痛がある。

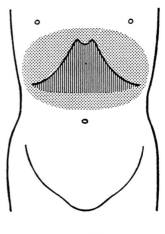

図12　④結胸

⑤ 心下軟(しんかなん)

心下部が軟弱で，抵抗感のないもの。図13を参照。

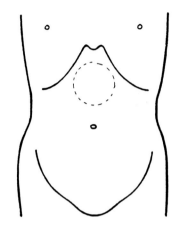

図13　⑤心下軟

軟弱だからといっても全部虚証とは限らない。実証のものもある。

表面が軟弱でも，底力のあるものは実証である。たとえば，多産婦の腹。

⑥ 胸脇苦満

季肋部は自覚的に充満感があり，苦しい。

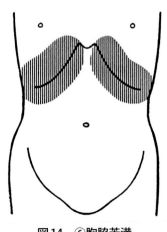

図14　⑥胸脇苦満

他覚的には，肋骨弓の下から指を入れて胸腔内に向かっておすと抵抗があり，患者は息詰まるような苦痛を感ずる。図14を参照。

この胸脇苦満は左右に現れることもあり，一方のみの場合もある。一般的には，右に現れることが多いものである。

⑦ 脇下痞硬(きょうかひこう)，肋下硬満(ろっかこうまん)

脇の方の季肋下にある痞硬を脇下痞硬という。また，季肋部の上下が硬く張って満するものを肋下硬満という。図15を参照。

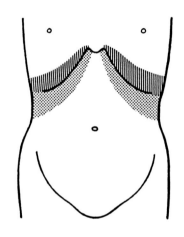

図15　⑦脇下痞硬，肋下硬満

これらのものは，胸脇苦満と一緒になっている場合が多いものである。

また，心下痞硬と一緒に現れることもある。

⑧ 心下支結(しんかしけつ)

腹直筋が腹表に浅く現れる場合を心下支結という。腹直筋の上部において拘攣(こうれん)が著しい。図16を参照。

Ⅰ．漢方診察法

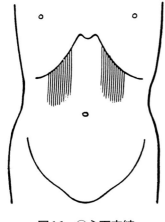

図16　⑧心下支結

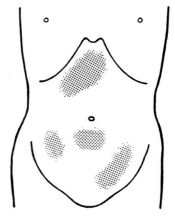

図18　⑨裏急の他の場合

⑨　裏急(りきゅう)

　腹の表面つまり皮膚や皮下組織の下（腹裏(ふくり)）で拘攣して引っ張られる感じをいう。裏急では腹直筋全体が拘攣する。図17の様な腹直筋の拘攣も，腹膜炎などで腹が張って突っ張る感じもこの範疇に入る。

⑩　小腹拘急(しょうふくこうきゅう)

　小腹とは下腹部をいう。

　小腹拘急とは下腹部，特に，腹直筋が臍下より恥骨上端まで拘攣している場合をいう。図19を参照。

　これは腎虚の腹証である。

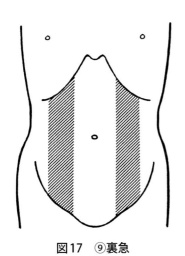

図17　⑨裏急

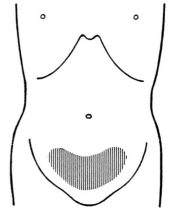

図19　⑩小腹拘急

　腹直筋の拘攣がなくても，腸の運動が著しく腸壁を通して観察できる図18の場合も裏急という。

　裏急は虚証の患者にのみ現れる。

⑪　小腹不仁(しょうふくふじん)

　下腹部に力がなく空虚な感じ。図20を参照。これも小腹拘急と同様に腎虚の腹証である。

35

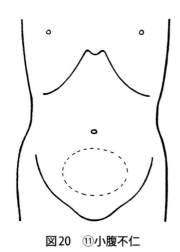

図20　⑪小腹不仁

⑫　小腹急結(しょうふくきゅうけつ)

診察する時は臍傍より左腸骨結節にむかって指頭で軽くこするようにして移動させる。その時，患者の両足は伸展させておいたほうがよい。図21を参照。

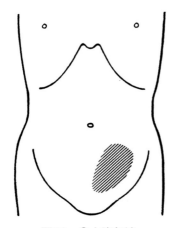

図21　⑫小腹急結

小腹拘急があれば，その時患者は急に足を屈曲して痛みを訴える。女子に多く現れる。

ほとんどの例で右側に現れることはなく左に現れる。

小腹急結は瘀血の腹証である。

⑬　小腹満(しょうふくまん)，小腹硬満(しょうふくこうまん)

小腹満とは下腹部の膨満をいう。

小腹硬満とは下腹部が膨満して抵抗のある場合をいう。図22を参照。

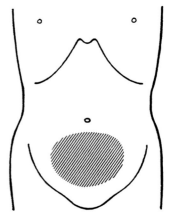

図22　⑬小腹満・小腹硬満

この腹証は，瘀血の場合にも，水毒の証としても現れる。

自覚的に膨満感を感じても，他覚的には膨満していない場合は瘀血の証である。

⑭心悸(しんき)，虚里の動(きょりのどう)，心下悸(しんかき)，水分の動(すいぶんのどう)，臍中悸(さいちゅうき)，腎間の動(じんかんのどう)，臍下悸(さいかき)

心悸とは心臓部の搏動を自覚的に感じることをいい，虚里の動は心臓の部位の搏動の知覚に他覚的要素を含む場合をいう。図23

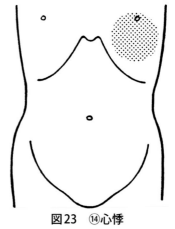

図23　⑭心悸

Ⅰ．漢方診察法

を参照。

心下悸は，みぞおちのやや下方で臍の上方の位置に動悸を覚える場合である。図24を参照。

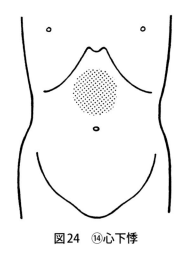

図24　⑭心下悸

水分の動とは，臍上で1横指位の位置の動悸をいう。

臍中悸とは，臍において，動悸するをいう。図25を参照。

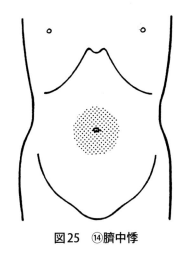

図25　⑭臍中悸

臍下悸とは，腹部大動脈の分岐部の動悸をいう。図26を参照。

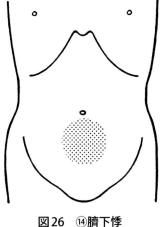

図26　⑭臍下悸

腎間の動とは，臍部の動悸をいう。

心下悸，水分の動，臍中悸、臍下悸はともに腹部大動脈の搏動が顕著で，手をあてるとその動悸を感じることができるものをいう。他覚的にもその動きがみえることもある。

これらの証は虚証であることが多い。

⑮　振水音

心下部を示指と中指の指先で軽く叩くと，ゴボゴボなど水を振る音がする。図27を参照。

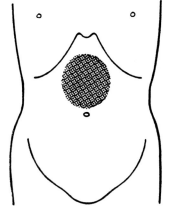

図27　⑮振水音

振水音のある場合の多くは虚証である。

胃下垂，胃アトニー，胃拡張などの時に現れる。

⑯ 腹満(ふくまん)

腹満は自覚的症状で，腹が張って苦しいということである。図28を参照。

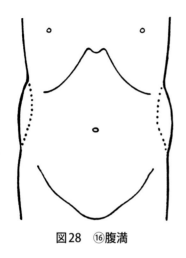

図28　⑯腹満

腹満にも虚証と実証の別がある。腹の底にしっかりとした力があり，便秘し，脈に力があれば実証で，腹の底に力がなく，脈が弱い場合は虚証である。

また，腹満し便秘があっても腹膜炎や腸重積の場合や，下痢をしてかえって腹が張っている場合も虚証である。

前述のように腹満にも虚実があるため，腹証だけで証を決定することはできない。必ず，脈証などを総合して判断すべきである。

5）証の決定上の留意点

証を把握するために診察にあたり，特に注意しなければならない事は，実と虚をとりちがえないようにすることである。

たとえば，実証と取られやすい虚証があったり，虚証にみえる実証がある。最も虚した場合にそれが実証の様にみえることが多々ある。このように，まぎらわしい病状が多い場合は証の判定に苦しむことがある。したがって一面的な情報で証を決定することは，はなはだ危険である。あらゆる方面からの実体の観察が大切なのである。

●胸脇苦満の存在を探ろうとするときには，その診察の方法は具体的に図示すれば，以下のようになる。

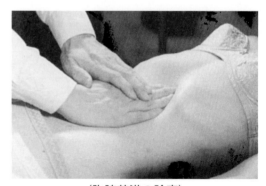

〈胸脇苦満の診察〉

6. 経絡診
（けいらくしん）

　経絡診とは，臓腑に連なっている経路を指先でふれ，軽擦し，按圧して経絡や経穴の状態を知り，その経絡と臓腑の虚実を考える診察法である。

1）経穴

　経穴は，通常著しく触れにくいものであるが，疾病を有する場合には，その疾病と関わりのある経穴が異常を呈することになる。

　その経穴は，病状を鍼灸的に具現しており，その形態は，病の状態によって，くるみ大，えんどう大，大豆大，小豆大，米粒大，糸状などのさまざまな凝り状を呈している。また，凸のときも凹のときもある。

　このように，経穴の状態はいろいろであるが，おおよそにつぎの四つに分けることができる。

　陽実と陽虚，陰実と陰虚である。

　陽実の凝りは，比較的軟らかくて，冷たい感じはしない。大きさはいろいろあるが，小さいことが多い。凝りには弾力があり，押すと痛みが強い。

　陽虚の凝りも，また，軟らかく，冷たい感じはしない。押すとその痛みが和らぎ，気持ちがよいということもある。陽虚の凝りは，陽実の凝りよりも一般に大きい。

　陰実の凝りは，触れて冷たい感じがあり，比較的大きな場合が多い。硬くて弾力性が少ないといえる。押しても痛みが少ないか，あまり痛みを感じない。

　陰虚の凝りは，押してみると，冷たく，大きなものが多い。相当に硬くなり弾力がない，鈍い圧痛がある。慢性の臓腑病では，このような状態が続く。

　急性の病気では，やや異なっている。陽虚の凝りを押してみると，多くの場合，圧重感を訴えることがあるが，陰虚の凝りにも同様の現象がある。また，陰虚の凝りは，原則として，押すと気持ちがよいと言ったり，くすぐったいと言ったりするが，陽虚の凝りにも同様のことがある。したがって，陽虚と陰虚の凝りの区別は明らかではない。

　これらの分類は，連続的に変化するものを便宜上，四つにとらえたにすぎないから移行型もあるわけである。急性の病気では，中間の型がみられることも多い。

　全体として，陽証の病人は，いろいろの経絡経穴に陽実か陽虚の凝りが出現することが多いが，場合により，場所により，陰実か陰虚の凝りが現れることもある。逆に，陰証の病人の局所に陽実や陽虚の凝りが現れることもある。

　現代の医学的知識に基づけば，経穴と臓器の関係は明らかではない。しかし，実際にこの関係を確かめてみると，頷くところばかりである。これに関して諸家の説があるが，柳谷素霊著，『簡明不問診察法』から経穴の診査を引用してみる。

　　経穴を診査することによって，病の判定ができることがある。その程度，大小，深浅，凸凹等種々見当つけのところあるべき

も，多くは経験にまつより他なし．専心着眼して練習に怠ることなければ，よくその真を把握するに至るべきは，先人実証のところである．今その一例を挙げて参考に供し，爾余は読者今後の研究にまたん．

　左（手）の陽池は子宮病，中脘と水分と大巨は胃，子宮病，上髎は生殖器疾患，足の三里と扶突は鼻病，太谿と気舎は耳の病，天突は沢田流ではジフテリー，孔最と沢田流の秩辺は痔出血，上関と角孫と頭維は上歯痛，上，中，下脘は胃病，天枢と胃兪は便秘，右の上髎と次髎と右の臍下外方は虫垂炎，聴会と翳風と頬車は下歯痛，極泉は咳，陽谿は目，風門は胃病，合谷と曲池は盲腸炎，玉枕は目疾，三間も目疾，その他最も病的変化の現わるる個処は，次に示す要点である．

　そして，十二原穴，五臓郄穴，五臓絡穴，五臓兪穴，五臓募穴などの記載がある．

2）経　絡

　経穴に関する陰陽虚実の証の把握方法は，経絡の陰陽虚実の証の把握に通じる．すなわち，経絡の陰陽虚実は次のように切診して定める．

　おのおのの経絡に沿って，指先で軽擦し按圧すると，その経絡の陰陽虚実の証にしたがって経絡が，太かったり，細かったり，軟らかかったり，硬かったり，点状や棒状に触れたりする．また圧痛があったり，なかったりする．経絡と経穴の関係を挙げてみると，経穴は，経絡の上にあるから，この経絡を丹念に探ることによって，経穴を見出すことができる．

　さて，経穴を連絡し，臓腑に導いている経絡の状態は，やはり，陽実と陽虚，陰実と陰虚にわけることができる．

　たとえば，陽明胃経全経に著しい圧痛が現れると，胃に炎症性の疾患があると考えてよいが，背部の太陽膀胱経の上にある兪穴である胃兪にも陽性の圧痛が出現する．また，腹部の任脈上の募穴である中脘をおすと不快な重圧感を感じることがある．

　急性胃炎では，兪穴や募穴の変化は少なくて，足の三里や衝陽などに明らかな陽の凝りが現れる．

　しかし，高齢とか病後，体力の減退が著しいときは，急性胃炎でも陰性の変化が現れる．経絡も陰の状態を現し，多くは臓腑も病に侵されている．したがって，兪穴や募穴にも変化があることが多いわけである．経絡の陰の状態は，わかりにくいこともあるので，慎重に全経絡にわたって擦診と圧診を行うことが重要である．

　このように，経絡が病に侵されると，陰陽虚実の変化を現すとともに，一群の症候を呈するものである．これらは，鍼灸部門で扱う是動病の範疇の病である．経絡に関係する是動病に対し所生病がある．それは是動病よりも病が深入している状態を指している．これは臓に関係があるので，自らその呈する症候は，是動病と異なるものである．是動病と所生病は，鍼灸において，重要な概念であるから，「東洋医学用語集Ⅱ」から，ここに両者の説明を引用する．

是動病（ぜどうびょう）

　経絡の病変に関しては，霊枢（経脈篇），十四経発揮などにその記載がある．そして，経絡自体の原発性のものか，臓腑の病変が

所属経絡に波及した続発性のものかにしたがって，是動病（経病）と所生病（臓病）とが分けられていて，各経別にそれぞれ特有の症候群が挙げてある。ただし是動病とは気によるもので，所生病とは血によるものとの説（難経二十二難）もある。これは，まず気がめぐらなくなって経絡の病気となり，ついでこれが血に及んで臓病になることを示したものと解されている。（東洋医学概説）

所生病（しょせいびょう）

邪が経脈の血分に入り，血液が塞がって通ぜず経脈を滋養することができず，血のために生じる病を所生病と呼ぶ。（中医名詞辞典）

〈参考〉是動病を参照のこと。

経絡は，鍼灸では，気の流れの経絡である。いま，太陽膀胱経に例をとって流れの経路を示してみる。

膀胱経の流注—気の流れ—は次の通りである。

小腸経の支脈で目の内眥にある経穴，睛明に至る所から膀胱経は始まる。これより真っ直ぐに上り，髪際で，任脈の神庭で左右の脈が交わり，曲差に至る。また通天から再び任脈の百会で交わり，再び離れて潜入し脳に入り之を絡い，体表に出て項に至る。その支脈は，百会より別れて耳の上角に下る。本経は項から脊椎の両傍を下り，各臓腑の兪穴—背部の太陽膀胱経第一行の上にある臓腑の病状を現す要穴—を経し，腰から内部に入って腎を絡い，膀胱に達する。その支脈は，腰中から下って臀部を貫き，太腿の後側を下行し，膝膕窩の中に入り，ここで項にある天柱から別れて下ってきた膀胱経第二行の末端と合する。これより下行し，外踝の上7寸でアキレス腱の外側を下行し，外踝の下に至り第5趾の外側の端に終わる。

通常の気の流注は次の通り。
太陰肺経（図29），陽明大腸経（図30），陽明胃経（図31），太陰脾経（図32），厥陰心包経（図33），太陽小腸経（図34），太陽膀胱経（図35），少陰腎経（図36），少陽三焦経（図37），少陰心経（図38），少陽胆経（図39），厥陰肝経（図40），督脈，任脈の十四経路が主要なものである。ここでは十二経について説明する。

経穴と経絡の診察法は，右図に示すように，その経穴の位置を探り，その経穴の病的状態から経穴の陰陽虚実を決定する。

また，経穴の連続である経絡は，その経に属する経穴を次々に探ってゆくことによって，経絡の陰陽虚実を判定することになる。

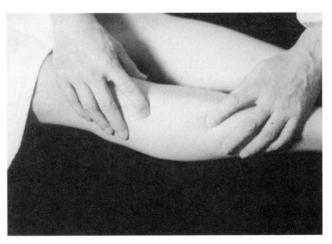

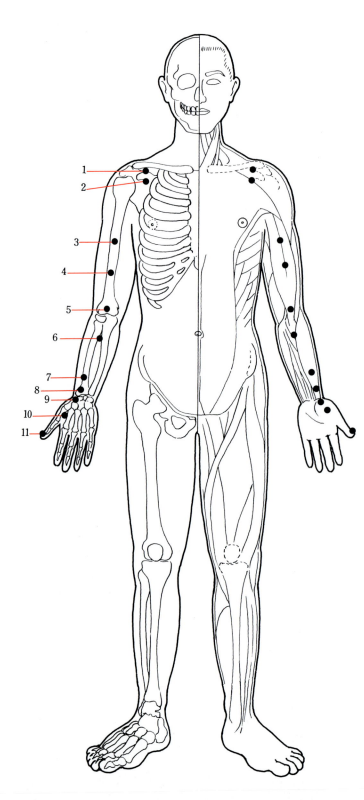

図29　太陰肺経
1　中府（ちゅうふ）
2　雲門（うんもん）
3　天府（てんぷ）
4　侠白（きょうはく）
5　尺沢（しゃくたく）
6　孔最（こうさい）
7　列缺（れっけつ）
8　経渠（けいきょ）
9　太淵（たいえん）
10　魚際（ぎょさい）
11　少商（しょうしょう）

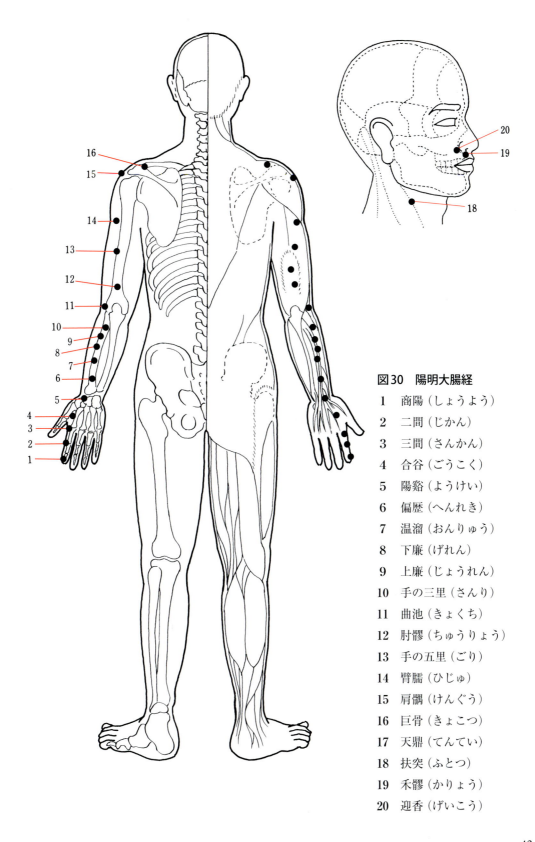

図30　陽明大腸経

1　商陽（しょうよう）
2　二間（じかん）
3　三間（さんかん）
4　合谷（ごうこく）
5　陽谿（ようけい）
6　偏歴（へんれき）
7　温溜（おんりゅう）
8　下廉（げれん）
9　上廉（じょうれん）
10　手の三里（さんり）
11　曲池（きょくち）
12　肘髎（ちゅうりょう）
13　手の五里（ごり）
14　臂臑（ひじゅ）
15　肩髃（けんぐう）
16　巨骨（きょこつ）
17　天鼎（てんてい）
18　扶突（ふとつ）
19　禾髎（かりょう）
20　迎香（げいこう）

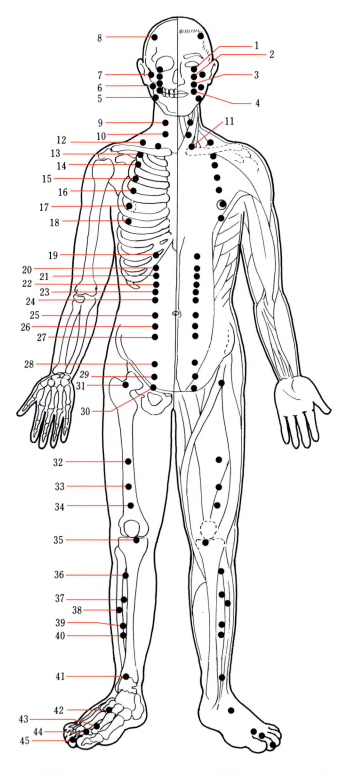

図31　陽明胃経
1　承泣（しょうきゅう）
2　四白（しはく）
3　巨髎（こりょう）
4　地倉（ちそう）
5　大迎（だいげい）
6　頬車（きょうしゃ）
7　下関（げかん）
8　頭維（ずい）
9　人迎（じんげい）
10　水突（すいとつ）
11　気舎（きしゃ）
12　欠盆（けつぼん）
13　気戸（きこ）
14　庫房（こぼう）
15　屋翳（おくえい）
16　膺窓（ようそう）
17　乳中（にゅうちゅう）
18　乳根（にゅうこん）
19　不容（ふよう）
20　承満（しょうまん）
21　梁門（りょうもん）
22　関門（かんもん）
23　太乙（たいいつ）
24　滑肉門（かつにくもん）
25　天枢（てんすう）
26　外陵（がいりょう）
27　大巨（だいこ）
28　水道（すいどう）
29　帰来（きらい）
30　気衝（きしょう）
31　脾関（ひかん）
32　伏兎（ふくと）
33　陰市（いんし）
34　梁丘（りょうきゅう）
35　犢鼻（とくび）
36　足の三里（さんり）
37　上巨虚（じょうこきょ）
38　条口（じょうこう）
39　下巨虚（げこきょ）
40　豊隆（ほうりゅう）
41　解谿（かいけい）
42　衝陽（しょうよう）
43　陥谷（かんこく）
44　内庭（ないてい）
45　厲兌（れいだ）

Ⅰ．漢方診察法

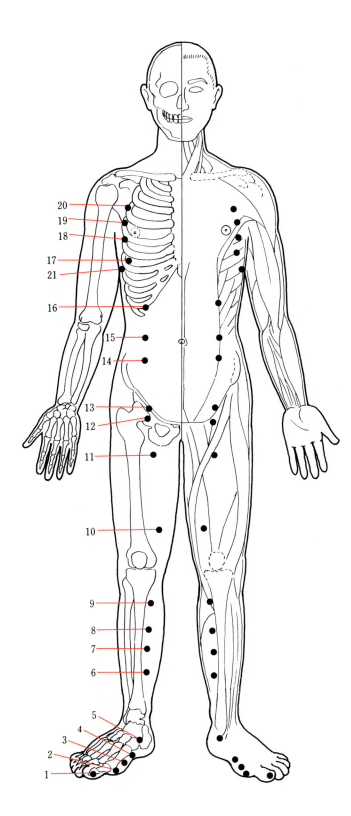

図32　太陰脾経

1　隠白（いんぱく）
2　大都（だいと）
3　太白（たいはく）
4　公孫（こうそん）
5　商丘（しょうきゅう）
6　三陰交（さんいんこう）
7　漏谷（ろうこく）
8　地機（ちき）
9　陰陵泉（いんりょうせん）
10　血海（けっかい）
11　箕門（きもん）
12　衝門（しょうもん）
13　府舎（ふしゃ）
14　腹結（ふっけつ）
15　大横（だいおう）
16　腹哀（ふくあい）
17　食竇（しょくとく）
18　天谿（てんけい）
19　胸郷（きょうきょう）
20　周栄（しゅうえい）
21　大包（だいほう）

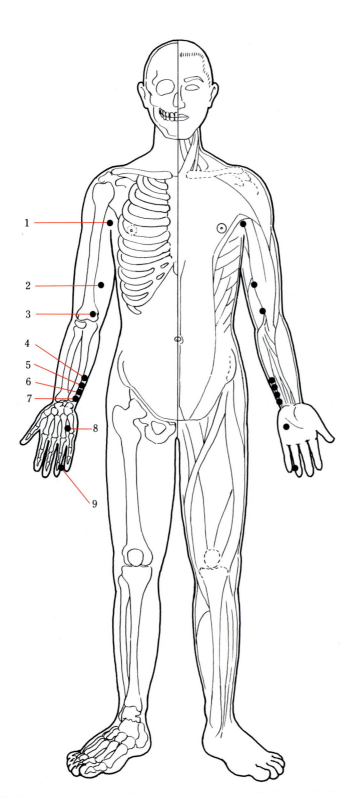

図33　少陰心経

1　極泉（きょくせん）
2　青霊（せいれい）
3　少海（しょうかい）
4　霊道（れいどう）
5　通里（つうり）
6　陰郄（いんげき）
7　神門（しんもん）
8　少府（しょうふ）
9　少衝（しょうしょう）

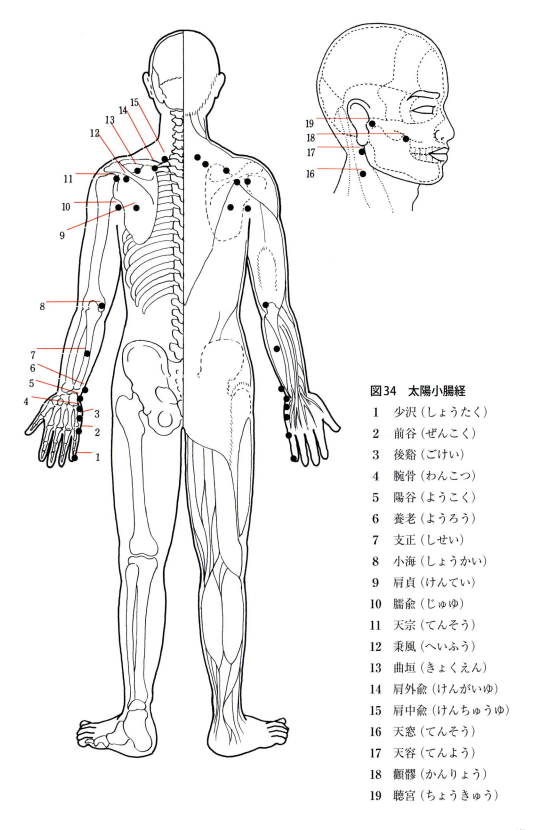

図34　太陽小腸経

1　少沢（しょうたく）
2　前谷（ぜんこく）
3　後谿（ごけい）
4　腕骨（わんこつ）
5　陽谷（ようこく）
6　養老（ようろう）
7　支正（しせい）
8　小海（しょうかい）
9　肩貞（けんてい）
10　臑兪（じゅゆ）
11　天宗（てんそう）
12　秉風（へいふう）
13　曲垣（きょくえん）
14　肩外兪（けんがいゆ）
15　肩中兪（けんちゅうゆ）
16　天窓（てんそう）
17　天容（てんよう）
18　顴髎（かんりょう）
19　聴宮（ちょうきゅう）

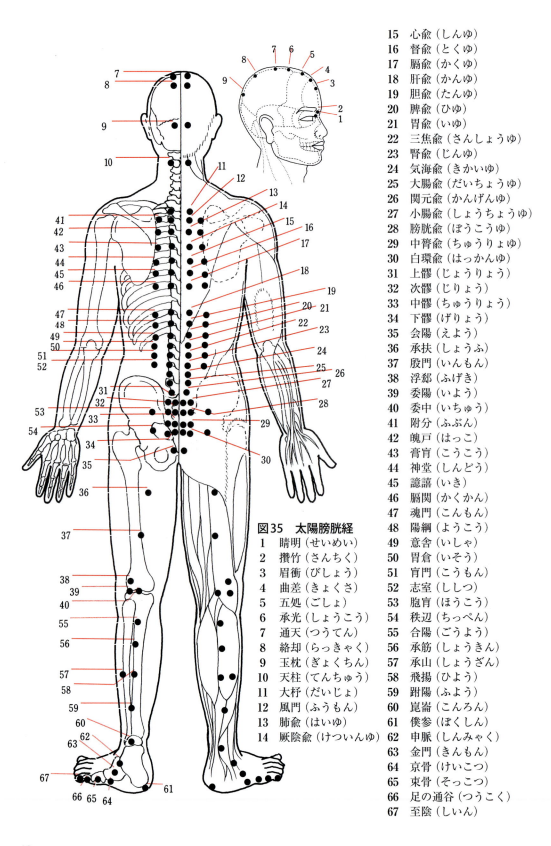

図35 太陽膀胱経

1 睛明（せいめい）
2 攢竹（さんちく）
3 眉衝（びしょう）
4 曲差（きょくさ）
5 五処（ごしょ）
6 承光（しょうこう）
7 通天（つうてん）
8 絡却（らっきゃく）
9 玉枕（ぎょくちん）
10 天柱（てんちゅう）
11 大杼（だいじょ）
12 風門（ふうもん）
13 肺愈（はいゆ）
14 厥陰愈（けついんゆ）
15 心愈（しんゆ）
16 督愈（とくゆ）
17 膈愈（かくゆ）
18 肝愈（かんゆ）
19 胆愈（たんゆ）
20 脾愈（ひゆ）
21 胃愈（いゆ）
22 三焦愈（さんしょうゆ）
23 腎愈（じんゆ）
24 気海愈（きかいゆ）
25 大腸愈（だいちょうゆ）
26 関元愈（かんげんゆ）
27 小腸愈（しょうちょうゆ）
28 膀胱愈（ぼうこうゆ）
29 中膂愈（ちゅうりょゆ）
30 白環愈（はっかんゆ）
31 上髎（じょうりょう）
32 次髎（じりょう）
33 中髎（ちゅうりょう）
34 下髎（げりょう）
35 会陽（えよう）
36 承扶（しょうふ）
37 殷門（いんもん）
38 浮郄（ふげき）
39 委陽（いよう）
40 委中（いちゅう）
41 附分（ふぶん）
42 魄戸（はっこ）
43 膏肓（こうこう）
44 神堂（しんどう）
45 譩譆（いき）
46 膈関（かくかん）
47 魂門（こんもん）
48 陽綱（ようこう）
49 意舎（いしゃ）
50 胃倉（いそう）
51 肓門（こうもん）
52 志室（ししつ）
53 胞肓（ほうこう）
54 秩辺（ちっぺん）
55 合陽（ごうよう）
56 承筋（しょうきん）
57 承山（しょうざん）
58 飛揚（ひよう）
59 跗陽（ふよう）
60 崑崙（こんろん）
61 僕参（ぼくしん）
62 申脈（しんみゃく）
63 金門（きんもん）
64 京骨（けいこつ）
65 束骨（そっこつ）
66 足の通谷（つうこく）
67 至陰（しいん）

Ⅰ．漢方診察法

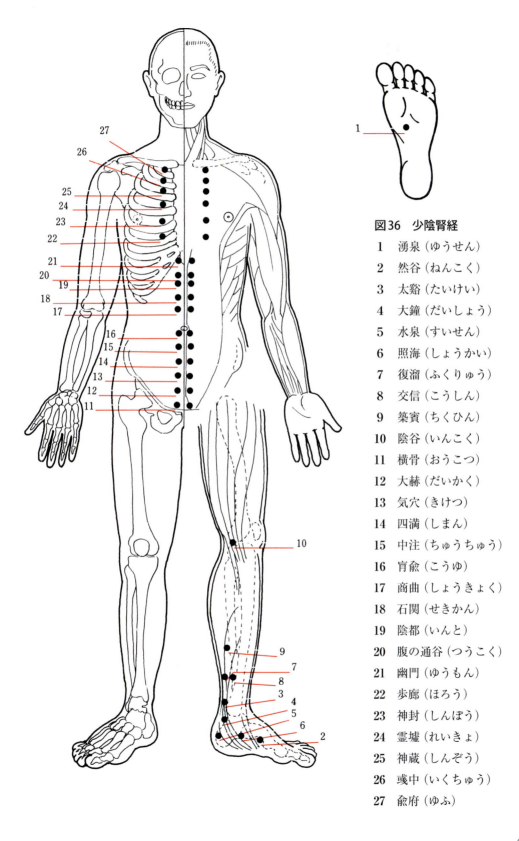

図36　少陰腎経

1　湧泉（ゆうせん）
2　然谷（ねんこく）
3　太谿（たいけい）
4　大鐘（だいしょう）
5　水泉（すいせん）
6　照海（しょうかい）
7　復溜（ふくりゅう）
8　交信（こうしん）
9　築賓（ちくひん）
10　陰谷（いんこく）
11　横骨（おうこつ）
12　大赫（だいかく）
13　気穴（きけつ）
14　四満（しまん）
15　中注（ちゅうちゅう）
16　肓兪（こうゆ）
17　商曲（しょうきょく）
18　石関（せきかん）
19　陰都（いんと）
20　腹の通谷（つうこく）
21　幽門（ゆうもん）
22　歩廊（ほろう）
23　神封（しんぽう）
24　霊墟（れいきょ）
25　神蔵（しんぞう）
26　彧中（いくちゅう）
27　兪府（ゆふ）

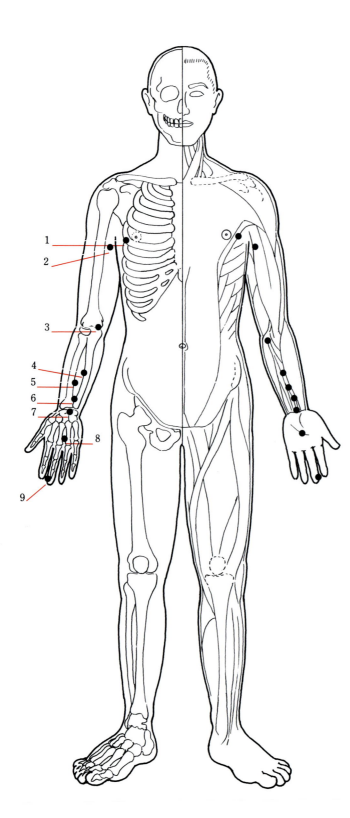

図37 厥陰心包経

1 天池（てんち）
2 天泉（てんせん）
3 曲沢（きょくたく）
4 郄門（げきもん）
5 間使（かんし）
6 内関（ないかん）
7 大陵（だいりょう）
8 労宮（ろうきゅう）
9 中衝（ちゅうしょう）

I. 漢方診察法

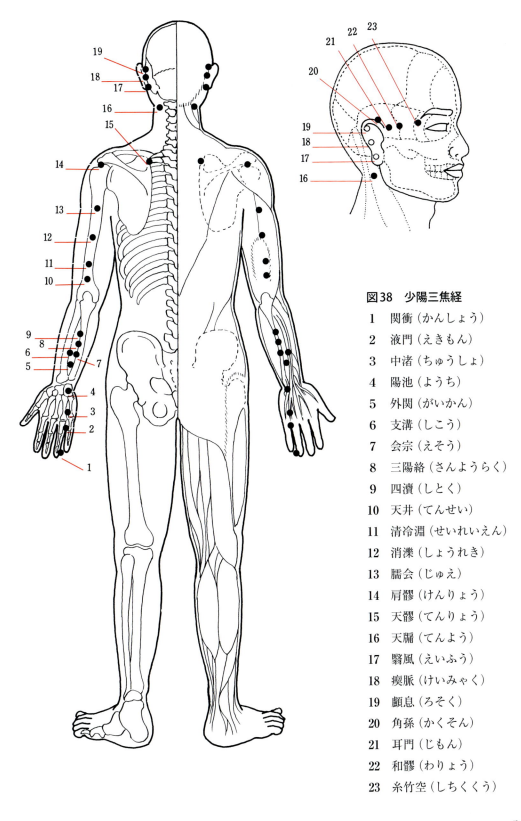

図38 少陽三焦経

1 関衝（かんしょう）
2 液門（えきもん）
3 中渚（ちゅうしょ）
4 陽池（ようち）
5 外関（がいかん）
6 支溝（しこう）
7 会宗（えそう）
8 三陽絡（さんようらく）
9 四瀆（しとく）
10 天井（てんせい）
11 清冷淵（せいれいえん）
12 消濼（しょうれき）
13 臑会（じゅえ）
14 肩髎（けんりょう）
15 天髎（てんりょう）
16 天牖（てんよう）
17 翳風（えいふう）
18 瘈脈（けいみゃく）
19 顱息（ろそく）
20 角孫（かくそん）
21 耳門（じもん）
22 和髎（わりょう）
23 糸竹空（しちくくう）

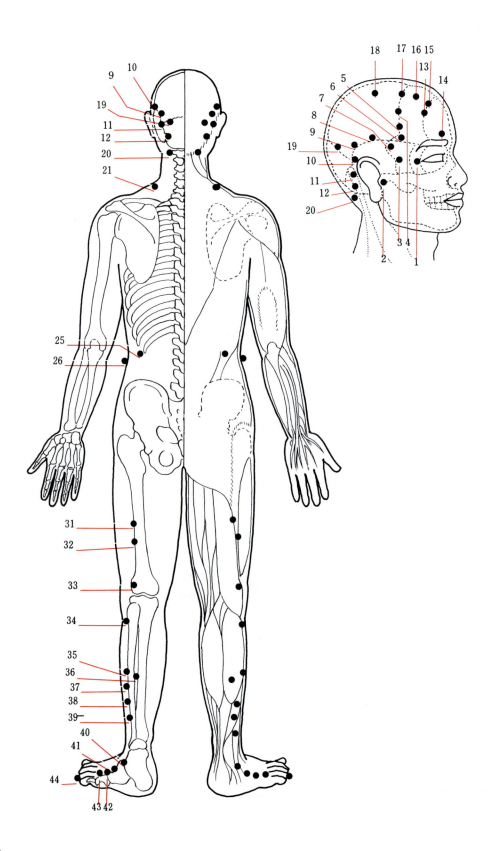

I．漢方診察法

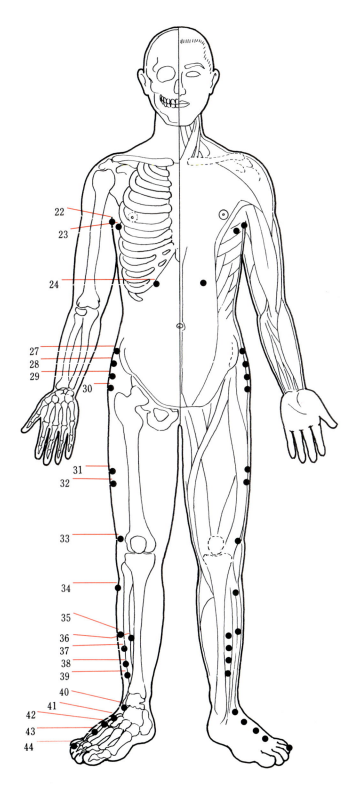

図39　少陽胆経
1　瞳子髎（どうしりょう）
2　聴会（ちょうえ）
3　上関（じょうかん）
4　頷厭（がんえん）
5　懸顱（けんろ）
6　懸釐（けんり）
7　曲鬢（きょくびん）
8　率谷（そっこく）
9　天衝（てんしょう）
10　浮白（ふはく）
11　頭の竅陰（きょういん）
12　完骨（かんこつ）
13　本神（ほんしん）
14　陽白（ようはく）
15　頭の臨泣（りんきゅう）
16　目窓（もくそう）
17　正営（しょうえい）
18　承霊（しょうれい）
19　脳空（のうくう）
20　風池（ふうち）
21　肩井（けんせい）
22　淵液（えんえき）
23　輒筋（ちょうきん）
24　日月（じつげつ）
25　京門（けいもん）
26　帯脈（たいみゃく）
27　五枢（ごすう）
28　維道（いどう）
29　居髎（きょりょう）
30　環跳（かんちょう）
31　風市（ふうし）
32　中瀆（ちゅうとく）
33　膝の陽関（ようかん）
34　陽陵泉（ようりょうせん）
35　陽交（ようこう）
36　外丘（がいきゅう）
37　光明（こうめい）
38　陽輔（ようほ）
39　懸鐘（けんしょう）
40　丘墟（きゅうきょ）
41　足の臨泣（りんきゅう）
42　地五会（じごえ）
43　侠谿（きょうけい）
44　足の竅陰（きょういん）

53

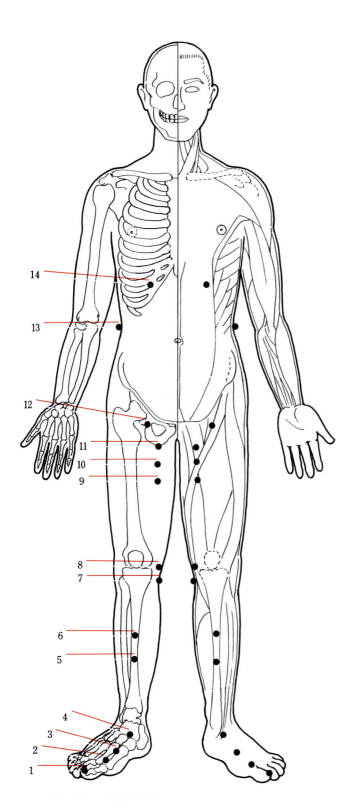

図40 厥陰肝経
1 大敦（だいとん）
2 行間（こうかん）
3 太衝（たいしょう）
4 中封（ちゅうほう）
5 蠡溝（れいこう）
6 中都（ちゅうと）
7 膝関（しつかん）
8 曲泉（きょくせん）
9 陰包（いんぽう）
10 足の五里（ごり）
11 陰廉（いんれん）
12 急脈（きゅうみゃく）
13 章門（しょうもん）
14 期門（きもん）

I．漢方診察法

7．背候診
(はい こう しん)

脊部には，太陽膀胱経が脊椎に沿って走っている。臓腑の状態を反映しているとされる背部の兪穴は，太陽膀胱経に縦に並んでいる。そこで，内臓の変化を探知する手段として，背部の太陽膀胱経を切診する。これが背候診である。

次に太陽膀胱経の全経の図41を示す。そ

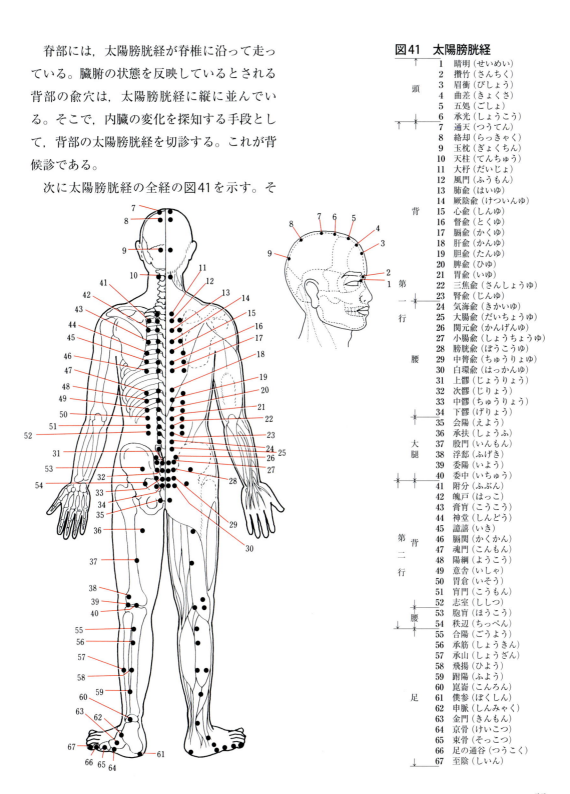

図41　太陽膀胱経

頭
1　晴明（せいめい）
2　攅竹（さんちく）
3　眉衝（びしょう）
4　曲差（きょくさ）
5　五処（ごしょ）
6　承光（しょうこう）
7　通天（つうてん）
8　絡却（らっきゃく）
9　玉枕（ぎょくちん）
10　天柱（てんちゅう）

背
11　大杼（だいじょ）
12　風門（ふうもん）
13　肺兪（はいゆ）
14　厥陰兪（けついんゆ）
15　心兪（しんゆ）
16　督兪（とくゆ）
17　膈兪（かくゆ）
18　肝兪（かんゆ）
19　胆兪（たんゆ）
20　脾兪（ひゆ）
21　胃兪（いゆ）
22　三焦兪（さんしょうゆ）
23　腎兪（じんゆ）
24　気海兪（きかいゆ）
25　大腸兪（だいちょうゆ）
26　関元兪（かんげんゆ）
27　小腸兪（しょうちょうゆ）
28　膀胱兪（ぼうこうゆ）

腰
29　中膂兪（ちゅうりょゆ）
30　白環兪（はっかんゆ）
31　上髎（じょうりょう）
32　次髎（じりょう）
33　中髎（ちゅうりょう）
34　下髎（げりょう）
35　会陽（えよう）

大腿
36　承扶（しょうふ）
37　殷門（いんもん）
38　浮郄（ふげき）
39　委陽（いよう）
40　委中（いちゅう）

背 第二行
41　附分（ふぶん）
42　魄戸（はっこ）
43　膏肓（こうこう）
44　神堂（しんどう）
45　譩譆（いき）
46　膈関（かくかん）
47　魂門（こんもん）
48　陽綱（ようこう）
49　意舎（いしゃ）
50　胃倉（いそう）
51　肓門（こうもん）

腰
52　志室（ししつ）
53　胞肓（ほうこう）
54　秩辺（ちっぺん）

足
55　合陽（ごうよう）
56　承筋（しょうきん）
57　承山（しょうざん）
58　飛揚（ひよう）
59　跗陽（ふよう）
60　崑崙（こんろん）
61　僕参（ぼくしん）
62　申脈（しんみゃく）
63　金門（きんもん）
64　京骨（けいこつ）
65　束骨（そっこつ）
66　足の通谷（つうこく）
67　至陰（しいん）

55

の一部を拡大すると，背部と腹部は次の図42と表２のように通っている。この図にみられるように，太陽膀胱経には，兪穴といって五臓六腑の状態をある程度示しているとされる経穴がある。

会陽（えよう），下髎（げりょう），中膂兪（ちゅうりょゆ），膀胱兪（ぼうこうゆ），関元兪（かんげんゆ），小腸兪（しょうちょうゆ），大腸兪（だいちょうゆ），気海兪（きかいゆ），腎兪（じんゆ），三焦兪（さんしょうゆ），胃兪（いゆ），脾兪（ひゆ），胆兪（たんゆ），肝兪（かんゆ），膈兪（かくゆ），心兪（しんゆ），厥陰兪（けついんゆ），肺兪（はいゆ），風門（ふうもん），天柱（てんちゅう）などに圧痛，凝り，知覚の低下，左右の差などがあれば，それに該当する臓腑に，機能の亢進や減退があると考えられている。

図42　背部と腰部の太陽膀胱経および督脈の経穴図

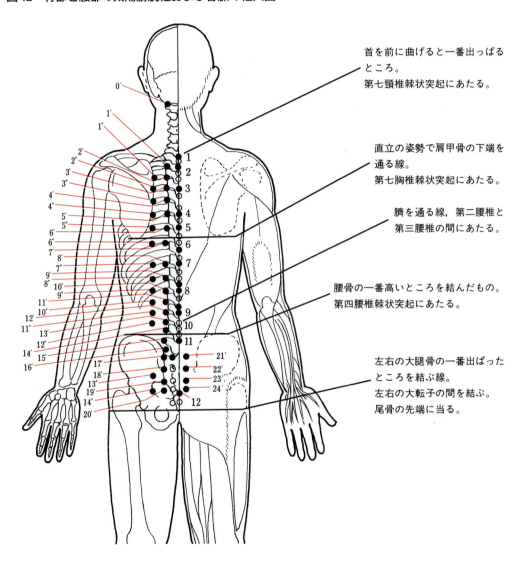

● たとえば直立の姿勢で肩甲骨の下端を通る線をひくと，第七胸椎棘状突起にあたるとともに，至陽（6），膈兪（7′），膈関（6″）がほぼこの線上に並ぶことになる。

表2 背部腰部経穴の表

正中線の線上にある 督　　　脈	正中線に近い縦の線上にある 太陽膀胱経第一行	正中線から遠い縦の線上にある 太陽膀胱経第二行
1　　大　　椎（だいつい）	0′　　天　　柱（てんちゅう）	1″　　附　　分（ふぶん）
2　　陶　　道（とうどう）	1′　　大　　杼（だいじょ）	2″　　魄　　戸（はっこ）
3　　身　　柱（しんちゅう）	2′　　風　　門（ふうもん）	3″　　膏　　肓（こうこう）
4　　神　　道（しんどう）	3′　　肺　　兪（はいゆ）	4″　　神　　堂（しんどう）
5　　霊　　台（れいだい）	4′　　厥　陰　兪（けついんゆ）	5″　　譩　　譆（いき）
6　　至　　陽（しよう）	5′　　心　　兪（しんゆ）	6″　　膈　　関（かくかん）
7　　筋　　縮（きんしゅく）	6′　　督　　兪（とくゆ）	7″　　魂　　門（こんもん）
8　　脊　　中（せきちゅう）	7′　　膈　　兪（かくゆ）	8″　　陽　　綱（ようこう）
9　　懸　　枢（けんすう）	8′　　肝　　兪（かんゆ）	9″　　意　　舎（いしゃ）
10　　命　　門（めいもん）	9′　　胆　　兪（たんゆ）	10″　　胃　　倉（いそう）
11　　腰の陽関（ようかん）	10′　　脾　　兪（ひゆ）	11″　　肓　　門（こうもん）
12　　腰　　兪（ようゆ）	11′　　胃　　兪（いゆ）	12″　　志　　室（ししつ）
	12′　　三　焦　兪（さんしょうゆ）	13″　　胞　　肓（ほうこう）
	13′　　腎　　兪（じんゆ）	14″　　秩　　辺（ちっぺん）
	14′　　気　海　兪（きかいゆ）	
	15′　　大　腸　兪（だいちょうゆ）	
	16′　　関　元　兪（かんげんゆ）	
	17′　　小　腸　兪（しょうちょうゆ）	
	18′　　膀　胱　兪（ぼうこうゆ）	
	19′　　中　膂　兪（ちゅうりょゆ）	
	20′　　白　環　兪（はっかんゆ）	
	21′　　上　　髎（じょうりょう）	
	22′　　次　　髎（じりょう）	
	23′　　中　　髎（ちゅうりょう）	
	24′　　下　　髎（げりょう）	

　即ち，兪穴の圧痛の凝り，温冷の左右の差などを診て，さらにその兪穴と関係のある経絡の凸凹やその太さなどを探り，それにより，各臓腑や経絡の虚実を考える。

　また，急性病と慢性病の区別を経絡上でみれば，脊椎の上にある督脈（とくみゃく）から経穴の異常が外側に移れば移るほど，慢性病が多い。

　特定の経穴に異常があると，その経穴と密接に関係する徴候が現れ易い。逆に，一定の症状があると，特定の経穴に異常が現れる。また，ある種の病名については特定の経穴群に異常がみられる。ここにいう徴候は多くの場合に複数である。一定の症状とは多くの場合に単数でなく症候群である。また，ここにいう特定の経穴とは，定まった組合せの複数の経穴であることが多いようである。

　この事項を診断に応用すると背部腰部太陽膀胱経の兪穴による診察法が成り立つ。

　以下に，兪穴などの状態によって表現されている体の異常を経穴別に述べる。ただし，各病気と各症状と各経穴にみられる個別の微妙な相関については，異論もあるので，概括的に記すに止める。

　背候診は有用な診断法であるが，経穴の異常と臓器の異和の相対関係が確立しにくいところがある。

そこで，本間祥白著，鍼灸実用経穴学から経穴とその効用を引用してみる。経穴と臓器の関係がその背景にある。

表3の◯の項は筆者が記したもので，背候診に関係のある臓器の系列及び臓腑の俞穴の経穴である。

表3 足太陽膀胱経

(イ).	消化器	膈俞，肝俞，胆俞，脾俞，胃俞，三焦俞，腎俞，大腸俞，小腸俞，膈関，魂門，陽綱，意舎，胃倉，肓門
(ロ).	生殖器	腎俞，小腸俞，八髎(注)，承扶
(ハ).	脳，脊髄	飛陽，僕参，申脈，金門，玉枕，(天柱，心俞)，京骨，束骨，通谷
(ニ).	泌尿器	浮郄，委陽，(志室)，胞肓，(膀胱俞，腎俞，脾俞)
(ホ).	呼吸器	魄戸，膏肓，譩譆，中髎，下髎，脾俞，大杼，風門，肺俞，厥陰俞
(ヘ).	頭 面	
	目	晴明，攅竹，五処，承光，絡却，玉枕，(肝俞，胆俞)
	鼻	曲差，承光，通天，玉枕，(天柱)
	頭痛	攅竹，曲差，承光，絡却，(天柱，胆俞)
(ト).	腰脚痛	脊腰仙脚の諸穴

(注) 八髎は，左右の上髎，次髎，中髎，下髎である。

〈灸頭鍼の実技〉

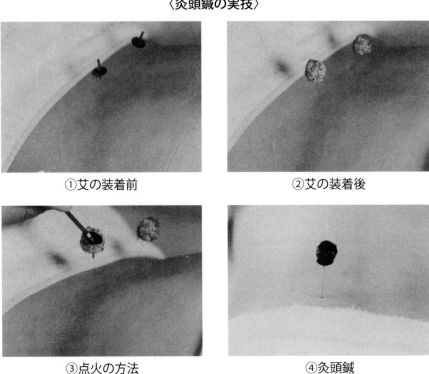

①艾の装着前　　②艾の装着後

③点火の方法　　④灸頭鍼

8. 陰陽虚実

陰陽虚実と三陰三陽は，大変わかりにくい概念である。概括的に説明してから，詳細に解説する。

健康の知識大百科事典（講談社）共著。ここに筆者は，次のように記述した。

東洋医学の診断
● 「変化」の中に「場面」をとらえる診断法
○ 陰・陽・虚・実・証

東洋医学でもっとも基本的な，陰・陽・虚・実ということばをわかりやすくいうならば，陰とは体力などの低下から，病気への抵抗力が衰えており，侵入した病気に対する反応が，正常時より低下している状態をいう。

陽とはその反対で，正常時よりむしろ高まった状態をいう。

虚とは，病原菌などに抵抗する力が弱り，病気に対する反応が十分でなく，容易にからだの内部まで病気が達する状態をいう。

また，実とは，抵抗力が旺盛で，体内の病気に同じくらいの力で張り合っている状態である。

陰陽と虚実は次元の異なる内容であるから，陰虚，陰実，陽虚，陽実という四つの組み合わせができる。これらはそれぞれ，異なる内容のからだの状態を表現している。東洋医学は独特の診察法により，からだの状態を判断して治療を行い，これが正しい場合には，証という語を用いる。陰証，陽証，陰虚証，陽実証などというわけである。陰と陽は同じ次元に属するが，相対的な概念であり，同じ陰でも陽に近い陰と，遠い陰とがある。別の次元に属する虚と実についても，同じことがいえる。

○ 証とは何か

証とは，複数の症状の間に適当な重要度をつけて定めた症候群のことで，各症状の重要度は，症候群によって同じではない。全体と部分の関係をみて，どちらを優先させるか，まずとらえなければならない症状はどれか，ということによって，全体の証の把握は変わってくる。

○ 三陰・三陽

陰と陽は連続的な概念であるが，それぞれの中もまた連続的に変化している。東洋医学では，陰と陽をそれぞれ三分し，三陰三陽と呼ぶ。

陽の病（陽の状態にある病気）の内容は，これを三つに分け，太陽病，少陽病，陽明病となる。陰の病（陰の状態にある病気）の内容は，これを三つに分けて，太陰病，少陰病，厥陰病となる。陽病は，東洋医学でいう熱をもってはじまり，病気はふつう，太陽，少陽，陽明の順に進行して重くなる。陰病は，寒をもってはじまる。通常，太陰が先であるが，少陰から病気がはじまることもある。

太陰，少陰，厥陰には，三陽のように明らかな区別はなく，単なる症状の程度の差にすぎない。また，太陽，少陽，太陰には虚実の別があるが，陽明病には実証しかなく，少陰病と厥陰病は虚証のみである。

陰陽虚実は，前章までに述べてきた診察法によって診断を下す。診断の基本となるのは，陰、陽、虚、実である。

　簡単にいえば，陰陽は，病体を外部から観察した疾病の状態を表わし，これに対して，虚実は，病体の内部を観察し，その状態を表わしていると考えられる。全身や患部の状態を，陰，陽，虚，実をもって表現するから，陽実，陽虚，陰実，陰虚の4大別が東洋医学の基本的診断となる。

　治療の原則は，陰に対しては熱をもって治療し，陽に対しては寒をもって治療し，虚に対しては補をもって治療し，実に対しては瀉をもって治療する。

　寒，熱という言葉を東洋医学用語集Ⅰから引用してみる。

熱（ねつ）

　熱は熱感を伴う状態を言う。ここに熱というのは必ずしも体温の上昇を意味しない。患者が自覚的に熱感を訴え，医師が四診によって熱感をみとめる時は，これを熱とする。

寒（かん）

　新陳代謝が衰えて，寒冷の状を示す場合を寒とよぶ。この場合，患者は自覚的に手足が冷えるといい，脈も沈遅，遅弱を示し，尿も澄明で，顔色は蒼い。……しかし，表に熱があって，裏に寒のある場合もある。また，上半身に熱があって，下半身に寒のあることがあり，その逆の場合もある。

補（ほ）

　補とは，病人の神気（衛）と，精血（栄）を，おぎない助けることである。鍼灸医術・食物や薬等を施して病人の生命力を補い，不足な気力，即ち化学的な協関機序であるホルモンの分泌機能や神経系統の連関機序，或いは造血機能等の不及を助け，増し与える技術や方術を補方と言う。

瀉（しゃ）

　瀉とは，病人の邪気―熱邪，風邪，寒邪，湿邪，鬱邪，病原菌等の分泌する毒邪等―や旺気，食毒等を，もたらしたり，奪い取ることである。鍼灸医術・薬・食物等を施して病人の生命力に障害を与える所の諸々の邪気や瘀血，或いは極端な旺気を，もらしたり除去したりする技術や方術を瀉方と言う。

　鍼灸と後世派では，診断は原則として，臓・腑・経・絡に対し，陰・陽・虚・実を分けて考え，疾病の主な位置を診断名とする。

　これに対する基本的な治療法は，次のとおりである。

　陽実の場合は，実する陽の前述の経絡や経穴を瀉し，陽虚の場合は，主に陽の経絡や経穴を補し，ときに，陰の経絡，経穴を瀉す。陰実の場合は，先ず陽の経絡や経穴を補い，後に陰の経絡や経穴を瀉し，陰虚の場合は，虚する経絡や経穴を補う。

　東洋医学の診断名を証というが，同時に，証は治病の方法である。また，種々の漢方の診察の結果を総合して判断を下し，その判断を短い言葉にまとめたものである。

　これを診断と名付ければ，漢方は，診断即治療方針の指示ということになり，診断と治病の方法が等しいということになる。

　換言すれば，この病人については，現在このような治療法を施せば治るような状態にあると診断することが，証を把握するということである。

　このように，証という言葉は，全体の総合として用いるが，場合によっては"瘀血の証"

というように，瘀血が存在するということだけをいうことがある。ある場合には，瘀血の証と水毒の証が同時に存在してもよい。この場合は，どんな治病の方法をとるか，具体的に指示している訳ではない。ただ，瘀血の存在，また，水毒の存在を診断の結果認めたものにすぎない。

瘀血，水毒を東洋医学用語集Ⅰから引用してみる。

瘀血（おけつ）

漢方医学の病理説は，血液及び体液の変化及び変調に重点を認めるのであるが，瘀血はその意味で変性した血液の最も代表的なもので，新陳代謝老廃物や病的成分を含む，非生理的性能の血液と考うべきものである。（瘀血の診察法"74頁"を参照のこと）

水毒（すいどく）

水の滞り（水の変調）とは体液の偏在がおこった状態をいう。すなわち，体内に水分の代謝障害がおこった状態である。新陳代謝機能の障害によって，病的な滲出液，異常分泌などをおこし，発汗，排尿などにも異変がおこることになる。……水の滞りがあれば，これが各種発病の原因になるという考え方によって，水毒という呼び方が慣用されるようになっている。

さて，陰陽虚実は，東洋医学の基礎概念である。この概念は，その発送が現代医学とは異なっているので，理解するのに難しいところがあるが，歴史的に考えると，比較的理解し易いものである。

日本に於ける東洋医学は，江戸時代が全盛期といえる。今日の日本の東洋医学は，この時代の東洋医学を全面的に受け継いでいる。東洋医学の基礎概念についてその後今日まで，時代によって特記するに足る変容は遂げていない。

しかし，東洋医学が社会的に主流であったその当時の考え方のもとでは説明する必要もなかった，世俗的，一般的な簡単な概念が，今日では，時代の移り変わりと共に，説明も難しく難解な概念に変わってきている。

東洋医学では，前述の診察により，陰の状態であるとか，虚の状態であるとかを診断する。四つの異なる内容をもった体の状態は，次のとおりである。

陰の状態で，かつ虚の状態ならば，陰虚である。

陰の状態で，かつ実の状態ならば，陰実である。

陽の状態で，かつ虚の状態ならば，陽虚である。

陽の状態で，かつ実の状態ならば，陽実である。

診断の対象となった患者に対して，これらの診断が東洋医学的にみて正しい場合には，証（しょう）という語を用いる。陰証（いんしょう），陽証（ようしょう），または，陰虚証（いんきょしょう），陽実証（ようじつしょう）などという。

さて，陰と陽は同じ次元に属する概念である。連続的、相対的なものでもある。陰は陽があって，はじめて陰と名付けることができる。そして，同じ陰のうちにも，陰のニュアンスの弱い陰と強い陰がある。つまり，陰のなかにも陽に近い陰と，陽から遠い陰とがあるわけである。このように，陰と陽は，連続的に変化していく概念である。同じように，虚と実にも，陰と陽で述べたことがあてはまる。つまり，虚と実も連続的に変化する概念ということである。

9. 三陰三陽

　三陰三陽について解説する前に，これに必要な概念として，表，裏，内，外を東洋医学用語集Ｉから引用してみる。

表裏（ひょうり）

　表とは，外面の意で深部に対する浅部の義である。身体に於ける最浅の部位，即ち皮膚表面の辺を指して仮に之を表と云う。表は，又，時として肌と称する。

　発病後，日なお浅く，病は未だ進行せず，即ち病の地位はなお浅表に止まっていると云う状態を病が表に在ると云うのである。

　裏とは，内面の意で浅部に対する深部の義である。身体に於ける最深の部位，即ち消化管の辺を指して，仮に之を裏と云う。裏は又，時として胃と称する。

　発病後，既に日を重ね，病は深く進行し，即ち病の地位は既に深甚の所に達していると云う状態を病が裏に在ると云うのである。

　表とは，体表を意味する。即ち皮膚及びこれに接する部位を指し，この部に現れる症状を表証といっている。裏とは内臓を意味する。内臓より発現する症状を裏証といっている。

内外（ないがい）

　内とは，外に対して呼ぶ辞(ことば)で，其の意義は略ぼ裏に似ている。唯だ，裏は其の指ざす所が狭く，内は其の指ざす所が広い。外も，亦内に対して称する辞(ことば)で，其の意義は略ぼ表に似ている。唯だ，表は其の指ざす所が狭く，外は其の指ざす所(ゆび)が広い。

　換言すると，表位は内位に対しては外であり，表裏間位に対しても亦外であり，裏位は外位に対しては内，表裏間位に対しても亦内であり，而して表裏間位は，内位に対しては外，外位に対しては内である。

　内とは内臓の中，特に消化管内を指している場合に用いられる。外とは内より外をいい，表と裏の一部を含み，外証とはこの部に発現する症状をいう。

1）三陰三陽

　陰と陽は，既に説明したように，連続的な概念である。同じ陰でも，陰のなかの相互を比較すると，同じ陰のなかも連続的に変化しており，同じ陽でも，陽のなかの相互を比較すると，陽のなかも連続的に変化している。漢方の三陰三陽という概念は，陰を三分し，陽を三分したものである。三陰，三陽の考え方は，中国の漢の時代以前に成立した素問(そもん)―鍼灸の古典―にみられる。また，漢の時代に成立した傷寒論(しょうかんろん)―漢方薬の古典―にもみられる。これらの文献が成立した時代の重要な思想に易(えき)がある。

　易では卦(け)―これによって，天地の間の変化を表わし，吉凶の判断をする―を表わすのに，3本の算木(さんぎ)を用いる。そして，二つの卦を組み合わせて計6本の算木で，1個の運勢とする。

　この算木は爻(こう)と呼ばれ，おのおのがその位置によって違った意義を与えられている。爻はその意義について，互いに流動していると

考えられることがあり，卦もそれと同様に流動的と考えられることがある。

この法則は，いまの東洋医学の考え方と似た場合がある。

ここに，参考のため五行の色体表のうち臓器に関係ある項目を取り出して表4とした。

表4　五行之色体表（一部改変）

五臓	肝	心	脾	肺	腎
五腑	胆	小腸	胃	大腸	膀胱
五行	木	火	土	金	水
五官	目	舌	唇(口)	鼻	耳(二陰)
五主	筋	血脈	肌肉	皮	骨
五支	爪	毛(面色)	乳(唇)	息	髪
五季	春	夏	土用	秋	冬
五色	青	赤	黄	白	黒
五味	酸	苦	甘	辛	鹹
五悪	風	熱	湿	燥	寒
五志	怒	喜	思・憂	悲	恐
五液	泣	汗	涎	涕	唾
五変	握	憂	噦	欬	慄
五声	呼	言	歌	哭	呻
五脈	弦	洪	緩	浮	沈
五神	血	脈	智	気	精
五穴	井	栄	兪	経	合
五労	歩	視	坐	臥	立

易には，主流として周易とそれより後代の五行易とがある。五行易の根本にある陰陽五行の説は，当時の哲学的思想を代表するものであって，当然ここにある東洋医学もその影響下にあるものである。

さて，東洋医学における三陰と三陽の意義を紹介してみよう。

陽の病気，陽病—陽の状態にある病気—の内容は，太陽病，少陽病，陽明病である。

陰の病気，陰病—陰の状態にある病気—の内容は，太陰病，少陰病，厥陰病である。

陽病は，漢方的な意味の熱をもってはじまり，病気は，太陽，少陽，陽明，または，太陽，陽明，少陽の順に進行する。

太陽病は，病の初期で，病の侵入がもっとも浅く，軽いものである。その特徴は，悪寒，発熱，頭痛，項がこわばる，脈が浮いているなどである。

少陽病は，太陽病と陽明病の中間で，太陽病よりは病が深く侵入しており，その病も重いのであるが，陽明病よりは一般に軽いといえる。その特徴は，脇腹が重苦しくて，張っている感じがする，寒けがしたり，熱くなったりする，口が苦く吐気がするなどである。

陽明病は，病がさらに進み，三陽のうちでもっとも陽の強い病気である。その特徴は，からだがむしむし熱く，腹が張り，便秘がある。

陰病は，漢方的な意味の寒をもって始まる。病気はときによると，太陽を経ないで，少陰から始まることがある。

症例の多くは，陽病を経て陰病に移行する。陽病から太陰，少陰，厥陰の順。または，陽病から少陰を経て厥陰，ときによると，陽病からいきなり厥陰に入ることがある。厥陰から死をもって終わる。

太陰，少陰，厥陰は，三陽のように，比較的明らかな区別があるわけではなく，単なる症状の程度の違いにすぎない。

太陰病は，実の場合もあり，虚の場合もある。病は体の内部まで侵入し，臓器もおかされている。その特徴は，腹が張り，下痢し，ときに腹痛がある。これに対して，少陰病も厥陰病の場合も実がない。ともに胸苦しく，動悸があり，下痢し，四肢が冷え，起きてい

られないという様な状態がある。但し，厥陰病では，実のような状態を呈することもある。

２）病の経過

回復する場合は，次の様な経過をとることが多いものである。

太陽→少陽→陽明→少陽

太陽→陽明→少陽

太陽→少陽→陽明→太陰→少陰→少陽

太陽→陽明→少陽→太陰→少陰→少陽

太陽→陽明→少陰→少陽

病の経過を図示しようとするとき，病位の相対的関係を表わす図が必要になる。これを次の図43に示す。

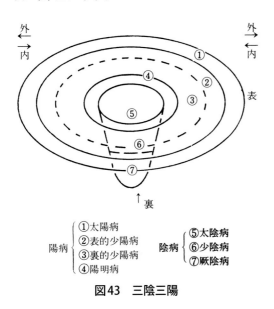

図43　三陰三陽

理解を深めるために，さらに詳述すれば，三陰三陽の性格と病の経過及び進行について，和田正系先生は，「漢方治療提要」に次のように述べておられる。

● 三陰三陽

三陽とは太陽，少陽，陽明の三者で，之を陽病と云う。熱を主とする。

三陰とは太陰，少陰，厥陰の三者で，之を陰病と云う。寒を主とする。

陽病の初発する時は，発熱，悪寒の症候を現はす。而して病の経過進行するに従って，その占める位置により之を三級に分つ。

太陽病は，病が表の位置にある者で，最も浅く軽い。その主徴は，悪寒，発熱，頭痛，項強，脈浮等である。之を表熱の候（表証）と云う。

陽明病は，病が裏の位置にある者で，太陽より深く且つ重い。その主徴は，悪寒せず，悪熱し，腹満し，大便せず，或は譫語し，或は腹満によって喘する等である，これを裏熱の候（裏証）と云う。

少陽病は，病が表裏の間に位置する者で，その主徴は，胸脇苦満，往来寒熱，口苦く，よく嘔する等である。少陽は太陽と陽明との中間に位置する者で，太陽より深く重く，陽明よりは浅く軽い。これを表裏間の候（半表半裏の証）と云う。

陰病の初発する時は，ただ悪寒のみを現はして，発熱の症状を現はさない。而して之を又三級に分つ。即ち太陰，少陰，厥陰の三陰である。而して三陰は皆寒を主とし，裏の位置にあるものである。故に三陽の如く，表，裏及びその間と云うことが出来ない。この陰の区別は位置によったものでなく，唯だ緩急の状態によったのである。

太陰病は，裏の寒で，未だ全く虚せざる者である。腹は虚満し，自利し，時に腹自ら痛む等がその主徴である。

少陰病は，表裏虚寒の者である。脈は微細

沈で，心煩し，寝んと欲し，或は自痢，厥冷する等がその主徴である。

厥陰病は，裏寒の極，陰陽相錯雑する諸候を現す者である。消渇し，虚気は心に上撞し，心中疼熱し，下痢，厥冷する等がその主徴である。

一般に陽病の現す徴候（証）を陽証と云い，陰病の現す徴候（証）を陰証と言う。

●病の経過及び進行，転変，転入，転属

凡そ病の種類は千差万別であるが，漢方医学に於ては，前述の如く陰陽の二証に大別し，更に之をその部位によって三陰三陽に区別する。

而して病が或る一部位（証）から他の部位（証）に経過進行することを転変と称する。例へば太陽より少陽に転変するを云う。而して他の部位（証）に完全に移って了うことを転入と云う。若し完全に移って了はない時は転属と云う。斯の如き術語を用いることによって，病の経過とその症状とを簡明に表現することが出来る。

病の転変には大凡一定の経路がある。発病の初起に於て，既に陰陽の何れかに従うものであるが，陽証の場合は典型的には太陽より始まる。

1．太陽に於て適当な治療を受ければ，完全に治癒し，それ以上に進行しない。
2．然し病勢が強いか，或は治療が不適当である時は，少陽に転入し，更に陽明に進行する。又，太陽より直ちに陽明に転ずることもある。
3．太陽病に於て治療不適当なる時，例へば発汗過度，誤下を行う時は，太陰病或は少陰病に転ずる。
4．少陰病を誤下する時も，太陰病，少陰病或は厥陰病に転ずることがある。
5．陽明病に於ても下法過度なる時は厥陰病に転ずることがある。
6．陰病に於ては，太陰病は少陰病或は厥陰病に転ずる。
7．陰病は治療によって，陽病に転じ治癒する。厥陰は転変の極であるから多くは他に転ずることがない。

3）合病と併病

病は，三陰三陽の一つの位置にあるのが通常の姿である。特別な場合は，病が一つの位置にありながら，他の位置の症候も起こることがある。これを合病という。

和田正系先生は，『漢方治療提要』のなかで合病の五つの場合を挙げておられる。

1．太陽と陽明との合病で，自下痢する者。
　　これは，病の本位が太陽にあって，同時に陽明にも動き裏位の症候を現はす者である
2．太陽と陽明との合病で，喘して胸満する者。
　　これも，病の本位は太陽にあって，同時に陽明にも動き裏位の症候を現はす者である。
3．太陽と少陽との合病で，自下痢する者。
　　これは，病の本位は少陽にあって，同時に太陽にも動き，その症候を現はす者である。
4．陽明と少陽の合病で，下痢し，脈滑で，数なる者。
　　これは，病の本位が陽明にあって，同時に少陽にも動き，その症候を現はす者である。

5. 三陽の合病で，腹満して身重く，口は不仁にして，顔面に垢つける如き状を呈し，譫語（せんご）し，自汗の出る者。

　　これは，病の本位が陽明にあって，同時に少陽及び太陽にも動き，その症候を現はす者である。

　合病に似て非なるものに併病がある。併病は，病が一つの位置にあり，これが他の位置に及んだもので，初めの位置から病が未だ去っていない状態を指す。即ち，病が二つの位置にあると考えられる。

　これは次の様な場合である。太陽位の病に対して発汗治療を行った。この治療が不充分であったため，太陽位で病が治らぬうちに進行して次の陽明位に進んだ。この様な場合は，太陽病の症状と陽明病の症状が併存することになる。これを併病という。

　病の位置は定まっているが，他の病位の症状をも現す場合が合病である。

　これに対して併病では，病の位置が2つの病位にわたっている場合をいう。

　従って合病と併病では，病の治療法は異なる。これには一定の法則がある。

　傷寒論太陽病中篇に次の条文がある。

　　二陽の併病，太陽初め病を得し時，その汗を発し，汗先ず出でて徹（てっ）せず，因って陽明に転属し，続いて自ずから微汗出で，悪寒せず。若し太陽の病証罷（や）まざる者は，下すべからず，之を下すと逆と為す。此のご時は少しく発汗すべし。

　これを先表―先に表を攻めること―という。発汗法は，太陽病の治療法だからである。

　傷寒論陽明病篇に次の条文がある。

　　二陽の併病，太陽の証罷（や）み，但潮熱（ちょう）を発し，手足漐漐（しゅうしゅう）として汗出で，大便難くして譫語（せんご）する者は，之を下せば即ち愈（い）ゆ，大承気湯に宜し。

　これを後裏―裏を後から攻めること―という。太陽証が消失してから，陽明病の治療である下法―下剤を用いる治療法―を行うことになっている。

　ところで，陽明病の症状が急迫している場合は，便宜的処置として，苦しみを頓座させるために下法を優先させることがある。これを先急―先に急性急迫の病を治療する―という。

　そして，症状の急迫度に応じて後緩―後に慢性緩徐な病を治療する―を行うことになる。

　また，別の病が二つまたは三つ同時に存在することがある。合病や併病のように各症状の間に関係がなく，各病位の間に連関もないので，兼病とする。これに対する治療は分治，双解，合方などの方法を用いる。

　分治は，病位を異にするものを同時に治療する試みである。

　この時に，性質の異なる薬方を同時に用いることがあり，これを兼用方という。

　また，この場合に二つの薬方を合わせてあたかも一つの薬方として投ずることがあり，これを合方という。

10. 証 と 病 名

1）病名について

　現代の西洋医学の基本的治療方針である病名に基づく治療は漢方の基本的治療と異なるので，西洋医学の治療と同じ分類で漢方治療を分類すると，東洋医学的治療の特質が失われる。しかし，漢方治療に必要な漢方的疾病観を身につけることは，容易でないところから，変則ではあるが，病名と関係づけて漢方治療法を概説してみるという立場もある。もとより，漢方的病因論や漢方的症候論が，漢方的治療法の記述に欠くべからざるものであることはいうまでもない。しかし，病因論や症候論を理解するためには，東洋医学の場合，漢方治療の実際に早々触れてみる方がより早くより良く理解される，とも考えられる。

　さて，「証」と，西洋医学の「病名」の間には，如何なる関連性を認めることができるであろうか。証については，既にやや詳しく述べてきている。

　ふり返ってみると，昭和40年代以前の日本で出版された漢方関係の書籍は，この点に必ず触れている。そして，この点を論じなければ漢方処方の適応の内容を西洋医学的に述べることができない，としてきた。

　ところで，近時は，前述の事情で西洋医学を学んだ医師で手軽に漢方を使おうとする人々が急増した結果，その需要に応じて病名別漢方治療などの漢方に非ざる漢方治療が横行する形となっている。漢方本来の立場に立てば，このような事象はまことに不本意ではあるが，これを契機として漢方の有効性と有益性に多くの人々が気付き，この人々の中から更に病因の漢方的考え方や治療原則の漢方的考え方に迄興味をもち学び進まれる人が現れれば，この方法もまた一義あるものと思われる。

　さて，病名と証の対比について，先の立場をとられる藤平健先生は『漢方概論』において，次のように簡単に説明されておられる。

　病人を診察した場合，「現代医学的診断」の結果として「病名」がきまり，「漢方的診断」の結果として「証」が確定するのである。このさい，現代医学では，病名がきまると治療の大筋はきまるが，なお細部にわたっては，診断に当たった医師が種々の判断を下して，その結果，処方が創作されることは，既述した通りである。

　それが漢方では，診断を決定するに当たって，たとえば「この病人は桂枝湯の証である」というように，薬方名でもって表現するのである。このとき，もしその診断が正しければ，桂枝湯を与えれば，その病人は治るのである。

　漢方の内容は，病体の状況とその疾病の勢力の争いの様相をとらえ，これを体系づけようとしているものであることは，本書においてこれまで述べてきた通りである。

　藤平健先生は，さらに言葉をついでおられる。

　したがって漢方では，病人を前にして，この病人は現在，病気の流れのどこに位置

しているのか，ということをまず最初に決めるのに努力する。そして，その位置にある薬方はどれか，を決めるのである。取りも直さず，これが証を決めることにほかならない。すなわち証は，つねに時の流れとともに流れ移って止まないものなのである。

現代医学では，カゼ→急性気管支炎→肺炎というように，時の経過とともに病名が変わり，治療法も変わっていく場合もあるが，糖尿病やバセドウ氏病のように，初めから終わりまで病名が変わらず，治療法もその大筋はあまり変化がない，というようなものも多い。

2) 東洋医学と西洋医学

東洋医学と漢方という言葉の解説を，東洋医学用語集Ⅰから引いてみる。

東洋医学（とうよういがく）

西洋医学に対し，古代中国で発生して，東亜諸地域で発達した医学・医術をいう。西洋医学とは思想，体系を異にし，治療術としての薬物療法である湯液，物理療法である鍼灸・刺絡・導引等，薬物学である本草などを総称したもので，日本の漢方・鍼灸研究家がとなえた用語である。

漢方（かんぽう）

古く中国より渡来し，日本において発達した医学・医術で，独自の薬の組合せや腹診法の研究，日本の民間伝承の薬方等を含めて完成した。広義では東洋医学と同義，狭義では独特な薬物療法である湯液治療をさす。

薬物としては天然産動植鉱物（生薬）を用い，古来慣用された処方（薬方）として数種～数十種の組合せで使用する。常用する薬物は約300種で，植物性のものが大部分である。常用する処方も約300方で，その用い方に，漢方独自の法則があり，その故に，漢方は医学・医術としての体系を整えていて，民間療法と異なるのである。

東洋医学を正しく理解するためには，東洋医学の全体を同時に見渡すことが必要である。これについて，東洋医学と現在専ら行われている西洋医学を相互に関連させながら述べるか，相互に独立であることを前提として述べるかはむずかしい問題である。

東洋医学，あるいは，西洋医学といっても，「学」というものはいずれも一定の指導的な理念にしたがっていろいろな現象を記述し，整理し，体系をたてて事実や現象に順列を与え，それらを自分たちの側にとりこんで系統的意義を明らかにするものと考えられる。

ここから，事象に対する考え方が生まれ，それに対する処置も決まる。つまり検査とか治療が生まれるわけである。

現在，専ら行われている臨床の西洋医学はまさにこの意味で医学であるが，また，漢方・鍼灸もこの条件を備えている。

臨床医学の最終の目的は疾病の治癒にある。したがって，臨床医学では疾病を治療するために，疾病の原因を探り，現在の疾病の進行発展のありさまを考えて疾病の治療の方法を決定する。この意味においては，漢方・鍼灸はまさに臨床的に優れたものを持っている。

漢方・鍼灸は西洋医学と併立する体系を有しているから，その適用の範囲も西洋医学と同様に考えてよい。勿論，おのおのその特色にしたがって優れた効果を発揮する。近時，しきりに取り上げられる西洋医学的治療

の限界は，また，東洋医学的治療の限界を想起させる。しかし，今日の日本で行われている漢方・鍼灸を中核とする東洋医学は，現在の日本で専ら行われている西洋に源を持つ明治以来の輸入医学が施す治療の救済からもれた人々に，手をさしのべているに過ぎないのが現状である。

現代に生活していると，現代という時代を意識しないのがふつうであるが，過去を振り返ってみると，文化科学・自然科学のあらゆる分野に常に時代の制約を感じないわけにはゆかない。

西洋医学史をひもといてみると，現代医学の基礎をなしている細胞病理学の出現も，当時の自然科学を支配した哲学的思潮を背景として生まれたことがわかる。近来の文化科学におけるこのような哲学的思潮の動揺は，同時に自然科学の分野にもいろいろな変革をもたらしている。たとえば，統計学においても推測統計学が生まれ，それまで統計学の前面にはでていなかった目的主義が明らかになってきている。

医学もまた，この例外ではない。西洋医学は，病に侵された臓器の病的な形態を証明することに疾病の概念の最終のより処を求めてきた。これは，いわゆる細胞病理の観念からでてきたものである。しかし，疾病現象の研究が進むにつれて，その現象の解釈をこの観点のみに立って行うことには無理が生じてきた。また，疾病の現象の研究過程の各事実に対して西洋医学上の系統的な意義を附すのにうまくゆかないことが数多く現れる，など細胞病理の体系はいろいろのところで，実質的な破綻をみせるようになってきている。この結果，新しい一部の疾病に対する処置は，その疾病の従来の治療方法とは適合しないことも多くなってきた。この例は，副腎皮質ホルモンなどにみることができる。

現在の西洋医学は理論の上で動揺の時期にあるといっても過言ではない。この学的体系の一部に疑義を生じている既存の西洋医学に対して，批判を提出する根拠となる新しい立場を探求する目的から，医学の周辺科学をみわたし，医学の歴史をかえりみて新しい指導理念を求めつつある。この過程で，東洋医学は異質の医学として，将来の西洋医学の新しい指導理念を作る上で寄与するところがあるであろう。

しかし，現状のままの東洋医学では，この場合も部分的示唆を与えるに過ぎないと思われる。

なぜなら，東洋医学には，現代の西洋医学の知識からみて自然現象の認識に明白な欠陥がある場合があるからである。また，現代の時代的背景となっている哲学的思潮に受け入れがたい理論をもって構成されているところがある。このため，これまで多くの西洋医学の学者が東洋医学をないがしろにしてきたものである。

東洋医学は，明治初期に正式の医療制度から脱落して以来，公の臨床では，殆どかえりみられず，特に関心のある人たちによって維持されてきたにすぎない。したがって，明治以後は各時代に生きる科学として当然受けるべき時代の洗礼をほとんど受けていない。しかし，最近になって，西洋医学の欠陥の認識などいろいろの事情から，東洋医学が一般の耳目を集めてきた。

実際，東洋医学を臨床に適用してみると，優れた効果を得ることができる。今日でも，

これまでの東洋医学のように社会の片隅に命脈を保っているという形で東洋医学を保持することを目指すならば，その治療効果を宣伝することだけで十分であろう。しかし，東洋医学が臨床医学としての価値を問われる段階になれば，それだけでは足らない。もし，この要求に応じ得なければ，現代西洋医学の補助として扱われるのが妥当であることになる。

3) 保険診療について

今日の日本の医療は，健康保険によって，その大部分がまかなわれているといっても過言ではない。したがって，今日の漢方をみる場合にも，健康保険と漢方の関係を取りあげない訳にはいかない。

漢方の処方のエキスの一部が健康保険に取り込まれてから，健康保険の診療の下で，健康保険に認められた特定の漢方薬を用いる医師が急増している。ところで，健康保険の診療は，漢方でも各処方別に定められた投薬基準，つまり適応症にしたがわなければならない。その投薬基準は，西洋医学の立場から漢方の処方の適応を強いて西洋医学の病名に合わせたものである。漢方の処方の適応は，漢方的診断によって決められるべきもので，体系の異なる西洋医学で処方の適応を範疇化した漢方では，名ばかりの漢方としかいえない。東洋医学的診断によって，はじめて十分な効果を期待できる東洋医学的適応を定めることができる。このように考えてくると，西洋医学の体系の中で漢方の処方をそのまま用いようとすることは無理がある。

健康保険による診療には，病名，検査，投薬，処置に至るまで，或る程度の規制がある。これは，制度上の適応の概念に基づく規制である。各疾病に対するこの概念により，換言すれば，西洋医学的に筋が通るように，漢方の処方を使うためには，むしろ，漢方の既存の薬方をバラバラにして生薬個々の薬効を西洋医学的に考えて新たに組み合わせる方が趣旨に沿うというものである。このように考えてくれば，このような治療の方法は漢方の処方を用いるのではなく，生薬による医療である。

漢方をどのように扱うのか明確な方針がなくて，西洋医学に全面的に依存している健康保険に包括してしまったところに不合理があると思われる。今日の段階で，健康保険などにより巷間でしきりに用いられている漢方処方のエキス剤は，臨床上，煎剤と同じ効力があるとは認め難いものが多いが，この理由のひとつは，煎剤の1日量に相当するエキス剤の1日常用量が合致しないところにある。控え目にみても，1.5倍から2倍に当たることがある。しかも，漢方処方をエキス化すると，同じ処方の煎剤では考えられないような作用をみることがある。これは，漢方処方のエキス剤の製法の研究が充分でないことによる。つまり，場合によって，漢方処方のエキス剤と漢方処方の煎剤とは，別個に扱わなければならない面を有するということである。

もとより，エキス剤が大量生産，品質管理，調剤，貯蔵，携帯，服用に便利であるという現代的側面を否定するものではない。しかし，経済性については，エキス剤は煎薬・散薬に比しはるかに劣る。

漢方の処方は，これまで考えられてきたよ

りも広く，散剤化することができる。そして，その効力もエキス剤に比し少しも遜色がない。

　漢方の処方をそのまま散剤化してエキスと共に製剤とすることを実行に移した会社もあった。

　煎剤には，エキス剤を上廻る長所がある。煎剤の材料となる個々の生薬を確認できる。生薬は，産地，形状，部分，収穫時期によって品位が変わり，効力も変わってくる。また，同じ名前の生薬でも同種植物であるとは限らない。

　このように，生薬では，日本薬局方で定められた基準を通過したものでも，薬効の変動はまぬがれ難いものである。

　また，エキス剤は，当然のことであるが，単方をもって作られており，合方，加減法ができない。つまり，煎剤を処方するように，病人のその時の状態に合わせて薬を加減する，いわゆるサジ加減ができないのである。

　エキス剤の難点は，薬方を構成する諸生薬からエキスを抽出するときにある。造る過程で，手元で煎剤を作る時とは比較にならない程長い時間煎じることになり，澱粉など煎剤には少量しか出てこない物質が生薬から大量に煎出してきて，エキス分を増すことになる。しかも，吸湿性の強いエキスを保存することができるように，賦形剤を相当量加えることになる。服用時の便宜から，1回当たりの分量の上限が凡そ決まってしまうので，賦形剤は少ない方がよいことは当然である。特に，合方することを考えると，現在の賦形剤の量は多過ぎる。もし，賦形剤が乳糖であれば，乳製品にアレルギーのある人は，漢方の診断に誤りがなくとも賦形剤の故に下痢をする。漢方の処方の生薬は，凡そ作用の弱い薬物であるから，賦形剤の質が特に問題になる。

　それでは，エキス剤はメーカーで指定した規定量を超えて大量に，例えば，規定量の2倍を処方すれば同じ煎剤と同じ効果を挙げ得るか，という問題がある。これに対する私達の経験による回答は，両者は必ずしも同じではないということになる。このような状態では，エキス剤のための診断が各薬方について別個に必要なのではないか，ということも考えられる。

　漢方による治療効果を成書にあるように期待するためには，薬物を成書にあるように修治することが必要である。この点は，丸剤の製法を原典の通りに行うことによって，市販の丸剤の従来の効果を上廻る成果を得ている診療施設がある。また，処方を構成する生薬を前処置してから，煎出する原法を変えて便法を行っているのが通例である。しかし，手間はかかるが，原法に従うことによって，成書記載のすばらしい効果を得ることができる。

　現行の保険診療のいわゆる漢方による治療を，治療という現実を離れたところから客観的にみてみると，漢方治療が多くの場合に健康保険の枠とその採用するエキス剤にとらわれているため，その治療の対象とその効果は，既述のように自ら制限的で，これが漢方なのだろうか，と思うところがある。漢方の診療過程のうち，重要な点をひとつ挙げて，参考に供する。

　漢方は，問診に於いて，病体全般の自覚症状に及ぶと共に，病の発症以前にさかのぼって，病歴はその疾病のみに止めないのである。即ち，肉体の体質と心の性質を知ろうと

する。この上に立って，現在の病があるので，病のよってきたる所以について考えることは，次の病を考える原点でもある。このような観点は，現行の健康保険の考え方になじまないようである。

しかし，西洋医学界の一部にもこのような考え方は，既に現れてきている。また，現行の行政にも，保健，予防という概念がもちこまれて，その目的に違いがあるとはいえ，考え方に多少の共通点を認めることができるようになってきたようだ。

瘀血の診察法

小川新先生の瘀血に関する所論から以下を引用する。

瘀血は局所または下腹部における静脈鬱滞を主体とした循環障害である。臍周囲から下腹の鼠蹊，恥骨に至るまでに，触知され得る瘀血性病変をもって瘀血の存在を見る。瘀血性病変とは，腹腔内腫瘤，腹膜外の骨盤諸臓器の腫瘤のみならず，腹壁の表皮から腹膜に至るまでの間の組織に，異常な筋緊張，腹壁血管の変化を含め表皮に於ける色，艶，滑，濇，浮腫等の変化の存在，これに応ずる異常な抵抗ないし無抵抗をいう。

(1) 腹部正中線の臍—神闕—の下方における抵抗は，主として血分による変化が多い。それは，膀胱，恥骨に近づく程，陳旧瘀血となっているものが多いようである。

(2) 次に，腹部正中線の臍—神闕—の上方の経穴，水分，下脘の抵抗は主として水分の停滞によるものが主体となっている。しかし，それは臍傍および下腹部における瘀血性抵抗の影響によるものが多く，単純に水毒のみというものは少ない。

(3) 左右の臍傍の抵抗が，左右の下腹部の瘀血性抵抗とともに存在すれば，その影響は水滞として現れるものが多い。臍傍のみの軽い抵抗は，気の影響による軽い水滞を起こしているものとみてよい。

小川　新：瘀血研究，175・182，自然社，昭和58.12.30（要旨）

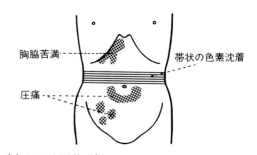

[瘀血の診断基準]

瘀血スコアー					
	男	女		男	女
眼輪部の色素沈着	10	10	臍傍圧痛抵抗　左	5	5
顔面の色素沈着	2	2	臍傍圧痛抵抗　右	10	10
皮膚の甲錯[1]	2	5	臍傍圧痛抵抗　正中	5	5
口唇の暗赤化	2	2	回盲部圧痛・抵抗	5	2
歯肉の暗赤化	10	5	S状部圧痛・抵抗	5	5
舌の暗赤紫化	10	10	季肋部圧痛・抵抗	5	5
細　絡[2]	5	5			
皮下溢血	2	10	痔　疾	10	5
手掌紅斑	2	5	月経障害		10

（科学技術庁・研究班）

判定基準 20点以下　非瘀血病態，21点以上　瘀血病態，40点以上　重症の瘀血病態。スコアーはいずれも明らかに認められるものに当該のスコアーを与え，軽度なものには$\frac{1}{2}$を与える。腹部の圧痛点は上図に示すとおりである。
注1）皮膚の荒れ，ザラツキ，皸裂。
注2）毛細血管の拡張，くも状血管腫など。

寺沢捷年：和漢診療学，47，医学書院，1990.6.1

II. 治療法の考え方
―― 同一の疾病でも病状で分ける ――

1．病気の流れに対応　肺炎の例

1）病気の流れによる治療法

　疾病の治療の方法に関して，漢方医学と西洋医学は，その重点のおき方が同じでない。漢方医学は，諸病の経過を観察して，系統的な分類を行い，その治療の方法を定めている。湯液治療について，その方法をこの観点からとりあげてみよう。

　疾病を，まず，陽症と陰症に大別し，これをさらに，三陰と三陽に区別する。三陰とは，太陰，少陰，厥陰である。三陽とは，太陽，少陽，陽明である。太陽，少陽，陽明，太陰には実と虚があるが，少陰と厥陰は虚のみである。

　太陽の状態は，悪寒，発熱，頭痛，こわばる，脈浮などである。その病状は軽い。

　少陽の状態は，胸脇苦満—季肋部の不快・圧痛—，往来寒熱—体温の上下が大きい—，口苦く，嘔気がある，などである。病状は，太陽より進行している。

　陽明の状態は，悪寒せず，悪熱し，腹満し—腹がはり—，便秘，譫語し，息苦しいなどがある。病状は，さらに進行している。

　陰症では，一般に発熱の兆候はなく，悪寒がある。

　太陰の状態は，腹が張って腹力がなく，軟便，または下痢し，ときに，腹痛がある。

　少陰の状態は，脈が微細沈である。胸中がもやもやして，力もなく起きていることができない。軟便から下痢。四肢が冷たくなる。

　厥陰の状態は，口が乾いて水をしきりと飲み，動悸が強くて胸内苦悶する。下痢し，四肢は厥冷する。

　多くの疾病において，これらの状態をすべて経過することがある。また，一部を経過した後，治癒することがあるが，死亡することもある。疾病の経過には順序があって，多くは，これに従うものである。

　一般には，陽で発病することが多いが，陰のこともある。

　陽の場合は，太陽より始まる。太陽において，その治療が適切であればここで治癒する。病勢によって，また，治療が不適切であれば，病は太陽から進んで少陽に至り，さらに陽明に進行する。また，ときに，太陽から陽明に向かうこともある。太陽から太陰，あるいは少陰に移ることもある。少陽の状態から太陰，少陰，厥陰に移る。

　陰の発病は，少陰である。少陰から厥陰に移ることがある。陽から転じて太陰となることがある。太陰は，少陰に移ることがある。厥陰は，さらに悪化すれば死亡することもある。陰病は，治療により，陽病にかわってから治癒に向かう。

　例を肺炎にとって，次の病のこのような漢方医学的推移を簡単に説明してみよう。

2）病気の流れ・陽の肺炎

　肺炎は，肺の機能を担っている肺胞と，肺胞の間を占める肺間質の炎症で，一定の病原体によって生ずることが多い。その病原体に

は，細菌・リケッチャ・ウイルスがある。

このうち，細菌による肺炎について述べてみよう。これは，臨床的に，大葉性肺炎と気管支肺炎に分けることができる。

大葉性肺炎は，感冒や過労などによって，生体の防御が弱体化しているときに，病原菌の感染をうけて発症することがある。冬から春にかけて多く，女性より男性に多い。

大葉性肺炎は，肺炎球菌によることが多い。治療に際し，もし，抗生物質を使用しなければ，成書にあるように，大葉性肺炎は，定型的経過をとるものである。そこで，定型的経過を例にとり，経過に応じて治療法を変えていく漢方の考え方に触れてみよう。

大葉性肺炎は，潜伏期を経て，突然，悪寒戦慄をもって始まる。そして，脈は浮，激しい頭痛，食欲減退をみる。次いで，左右いずれか一側に胸痛と咳が現れる。これは先に記したいわゆる太陽の病であって，かつ実の状態である。この場合は，大青竜湯が適応する。

この状態が進むと，呼吸が浅く促(はや)くなり，やや乱れてくることがある。高熱が続くが，ときには，やや下降することもある。咳は，胸部や腹部に痛みを伴い，頻数になる。痰は粘調で錆(さび)色である。上腹部が膨満し，季肋部や直腹筋が緊張する。これは，いわゆる少陽の病であって，かつ，実の状態にある。この場合は，小陥胸湯が適応する。

また，さらに進行すれば，体温はなお上昇し，そのまま持続する。精神の不安，不穏の状態を経て，意識が混濁し，うわ言を言うに至る。炎症のため，肺の呼吸の面積が減少して息苦しくなり，血液循環系の負担が増大する。この際，便秘の傾向がある。これは，陽明の病である。このときに触診すれば，下腹の疼痛を訴えることがある。もとより，この状態は実証である。これには，桃核承気湯が適する。

このような経過中に，ときに，悪寒があって，多量の発汗を伴い，体温が速やかに下降することがある。痰の性状は，膿(のう)性から漿液(しょうえき)性に変わる。脈は弦弱である。このとき，腹部中央に動悸がある。これは，少陽の病であり，かつ，状態は虚である。柴胡桂枝乾姜湯を用いる。次は，陰の病に陥った場合について述べてみよう。

3）病気の流れ・陰の肺炎

大葉性は胃炎の経過中に，陽明病の範疇に入る高熱持続の時期があり，この陽明の病から少陽の病に転ずる場合と，さらに状態が悪化して厥陰の病にいたる場合とがある。このうち，前者の場合については，既に述べた。つぎに，後者の場合について取りあげてみよう。

陽明病から厥陰の病に転じた場合は，先に述べた少陽の場合よりも，体温は急降下する。血圧も下降し，脈は速くて，微細である。胸苦しさを訴え，呼吸困難を生ずることがある。意識は，低下して混濁する。四肢は冷え，しびれ感が強い。なお，口唇などにチアノーゼを生ずるに至る。これは，厥陰の病である。四逆湯が適応する。

大葉性肺炎の一般的な経過は，以上のようなものである。すなわち，先の場合は，経過良好の場合であり，ここに述べたところは，経過不良の場合である。

つぎに，虚弱な者や老人など，基本的に一

般抵抗力の減退がみられる者が，大葉性肺炎に罹患した場合について述べてみよう。

その初期には，先に述べた，大青竜湯などの適する太陽病の状態を示さないことがある。この場合，その潜伏期を経てから，悪寒，頭痛，食欲減退をもって始まる。しかし，体温は，あまり高くはならないものである。咳は激しく，胸痛を生ずる。全身の倦怠が強く，気力を失って，精神が沈滞する。脈は沈である。これは，病の初発ではあるが，少陰の病に属する。一般に，病の初発は，表証を伴うものである。少陰の病で表証がある場合には，麻黄附子細辛湯を適用する。表証とは漢方医学的な表在的症状を意味する。この疾病の場合は，悪寒，頭痛，胸痛などが表証である。

少陰の病でも，表証が去れば，適応する治療を異にする。

すなわち，この状態を過ぎれば，頭痛，胸痛が減退し，四肢の冷感としびれ，立ちくらみなどが現れてくる。咳も多く，呼吸は浅く，促(はや)くなる。脈は，沈み，弱くなる。呼吸面積の減少から生ずる循環器の負担に応じ切れない傾向が現れてくる。この場合は，真武湯を用いることになる。

さらに，病勢がつのれば，呼吸は表在性で頻数であり，乱れることがある。また，鼻翼呼吸もみられ，呼吸が困難になる。血圧も下降して，脈は微細である。体温は上昇する。言語は不明瞭になり，意識は混濁する。手足が冷えて，感覚は低下する。これは，厥陰の病である。治療には，四逆湯，通脈四逆湯，通脈四逆加猪胆汁湯，四逆加人参湯，茯苓四逆湯など，四逆湯の類から，疾病の状態とその場合に応じて選用するとよい。

4）病気の流れ・少陽の肺炎

大葉性肺炎の経過を漢方医学的にみると，先に記したように陽病と陰病に分けて考えることができる。

陽病の大葉性肺炎は，太陽の病から始まり，少陽の病を経て，高熱の持続する陽明の病に至る。これより回復に向かって，少陽の病にゆく場合と，悪化して厥陰の病に至る場合がある。また，厥陰の病から回復に向かえば，少陽の病を経るものである。

陰病の大葉性肺炎は，少陰の病から始まるが，悪化すれば厥陰の病に至る。厥陰の病から回復に向かえば，少陽の病を経るものである。また，少陰の病から厥陰の病を通過せずに，好転して少陽の病を経て回復することがある。

すなわち，陽病の大葉性肺炎，陰病の大葉性肺炎，ともに，回復期には，次のような少陽の病を経過することになる。

前者の陽病の場合は，柴胡桂枝乾姜湯，竹茹(ちく じょうたん)温胆湯を用いることがある。

柴胡桂枝乾姜湯の適応は，次の通りである。咳が多い。体力は低下し，発汗多量で口渇がある。腹は軟弱で，腹部中央に動悸がある。脈は，弦弱である。

竹茹温胆湯の適応は，微熱があり，咳と痰が多い。ほおも紅潮する。精神不安があって，夢多く，安眠ができない。脈は滑である。舌には，白苔があることがある。

後者の陰病の場合は，麦門冬湯，竹葉石膏湯を用いることがある。麦門冬湯は，咽喉が乾燥し，咳がやまず，痰もまだ粘着力が強い場合に用いてよい。上腹に不快があり，嘔気がある。身体の衰弱，皮膚の乾燥とのぼせが

ある。

　竹葉石膏湯の場合は，痰が多く，呼吸は浅く，促い。脈は，数が多く，弱い。身体衰弱し，皮膚は乾燥する。発熱，逆ト感がある。不眠があって，盗汗もある。舌は乾燥し白苔があって，口渇は弱い。上腹は，筋肉が緊張し，不快がある。食欲が減退する。大便は，かたく，嘔気がある。

　大葉性肺炎は，抗生物質による治療の進歩によって，以前のように，このような定型的経過をたどることが少なくなった。しかし，このような西洋医学的治療法の進歩が，大葉性肺炎に対する漢方医学的治療の臨床的有用性を消し去るものではない。

〈動物生薬・鉱物生薬〉

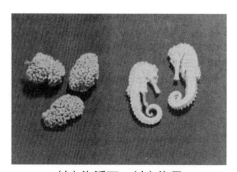
（左）海浮石　（右）海馬

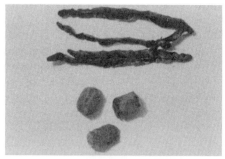
（上）地竜　（下）桑螵蛸

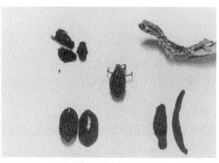
（左上）虻虫　（右上）乾蛇　（中）全蝎　（左下）䗪虫　（右下）水蛭

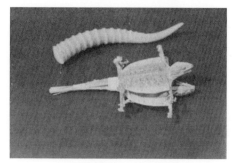
（上）羚羊角　（下）蛤蚧

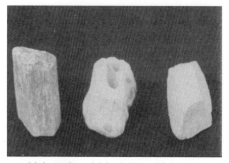
（左）石膏　（中）竜骨　（右）滑石

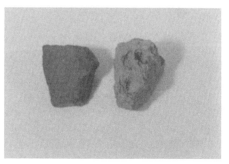
（左）赤石脂　（右）禹余糧

2．症状の変化に対応　流感の例

1）中風と傷寒

　冬になると，流行性感冒が猛威を振るうことがある．漢方では，中風に属する普通の感冒から，傷寒に属する流行性感冒まで，感冒一般の治療をどのようにおこなっているのか考えてみよう．

　中風と傷寒の概念は，急性熱性の疾患で活用され，重要な区別となっている．中風は，発熱，発汗して悪風―外気にふれたり，風にあたったりしたときに不快な違和感がある―などがあって，脈をとればゆるやかで緩という脈である．

　傷寒は，悪寒―ふとんをかぶって寝ていても，ぞくぞく寒い―関節痛，筋肉痛，嘔吐，吐き気などがあって，脈は緊張が強い．また高熱を発することがある．

　場合によって，中風と傷寒の中間の位置にあるような感冒をみることもある．

　時間的経過によって，病はその症状が変化するものである．それゆえ，漢方では病の時間的経過を治療の体系に組み入れている．漢方の治療では，病の本態を顧慮しながらも，その状態に応じて，用いるべき治療を変えることがある．

　さて，感冒は，上気道の急性の炎症性諸疾患の一群である．普通感冒では，発熱，頭痛，腰痛，鼻汁，鼻閉，咽頭痛，咽頭乾燥，咳，痰など一定の症状をみる．前面に現れる感冒の症状は，場合によって異なってくる．また人によって，普通感冒のとき発現しやすい症状を認めうる．漢方では，これらを勘案して，多種の湯液を感冒に応用している．

　流行性感冒の病原は，インフルエンザウイルスの諸型である．高熱，頭痛，腰痛，筋肉痛，倦怠など全身症状が著しく，咽頭痛，咳，鼻汁などの症状がこれに続く．高熱が持続して咳や痰がさらに激しくなってくると肺炎を警戒する．

　流行性感冒の症状は，普通感冒と共通するところもあるが，漢方ではこの場合は，全身症状に主眼をおくので，治療の上で普通感冒と扱いが異なる．

　まず，流行性感冒の湯液療法について述べる．

2）流感の初期―太陽と少陰

　流行性感冒の湯液治療は，全身症状に留意しながら薬方を選択する．

　先述の流行性感冒の諸症状において，頭痛と筋肉痛，関節痛の著しいもの，激しい咳や痰に悩まされるもの，食欲減退，嘔気，嘔吐，あるいは，下痢の強いものなどがあることを念頭に置いて薬方の適応を述べてみよう．

麻黄湯＝突然，頭痛，悪寒を伴う高熱を発する．筋肉痛，関節痛がある．発汗はみられない．脈は緊張している．次いで咳嗽が始まる．このとき，痰が粘調で喀出が困難であれば，この薬方に桔梗を加える．

大青竜湯＝麻黄湯の適する病状よりも重くなった場合に用いる．高熱に苦しみ，煩燥，

筋肉痛が著しい。舌やのどが乾燥して，口渇がある。脈は緊張し，浮いてくる。

葛根湯（かっこんとう）＝発熱。項（うなじ）から背にかけて，筋の緊張がある。風にあたると寒気がする。発汗はない。脈は浮いて力がある。このとき下痢を伴うことがある。

小青竜湯＝病の初発の時期を過ぎ，咳や痰が多く，のぼせる。なお，多量の水様の鼻汁が出ることもある。頭痛，発熱，先述の悪風がある。呼吸が促（はや）くなったり，眩暈（めまい）をおこすことがある。

　麻黄湯，大青竜湯，葛根湯，小青竜湯は，太陽病という病の比較的初期に適する。これらは，主に陽実証に対する薬方である。

葛根加半夏（かっこんかはんげ）湯＝葛根湯の適する病状で，嘔気，嘔吐など胃の症状を呈する場合に用いる。葛根加半夏湯は，病が太陽病にのみとどまることなく，太陽と陽明の病を合した時期に適する。

　これらの陽病に対し，全く異なる反応を示している陰病の群がある。

麻黄附子細辛（まおうぶしさいしん）湯＝四肢が冷え，四肢に力がなく，体が重い。咳が強くて苦しむ。悪寒があり，ときに発熱がある。頭痛，のぼせをみる。脈は沈んで弱い。

麻黄附子甘草湯＝麻黄附子細辛湯の適する場合に似る。悪寒，ときに発熱がある。咳が強くて，呼吸は促迫する。身体が冷えて痛みを覚えることもある。気持ちが落ち着かず眠れない。麻黄附子細辛湯，麻黄附子甘草湯は，少陰病という経過の比較的長い病の状態に適用する。これらは，陰虚証に対する薬方である。

3）陽の流感の中間期から回復期 ―少陽と陽明

　流行性感冒の初期に出現する太陽病の症候で，頭痛がはなはだしく，眼痛，鼻乾，鼻出血があり，これに不眠，意識不明瞭など精神の症状も加われば，升麻葛根湯が適する。これは，病が太陽病のみにとどまらず，他の病位の徴をあらわしている。

　このように，流行性感冒が時日を経過すると，太陽病の時期を過ぎ，陽明病や少陽病に転ずるに至る。

　すでに少陽病に進みながらも太陽病の証をあらわす場合には柴胡桂枝湯などを用いる。

柴胡桂枝湯＝発熱，悪寒，発汗がある。頭痛，関節痛，筋肉痛がある。上腹部がつかえるように感じて不快感があり，上腹から下腹にかけて腹直筋の緊張がある。嘔気，食欲の減退がある。脈は浮いている。また，少陽病に転じても，太陽病の症状が残り，加えて，陽明病の症状を示すことがある。これに，柴葛解肌（さいかつげき）湯などを用いる。

柴葛解肌湯＝高熱，口渇がある。悪寒するが，発汗はない。頭痛，四肢の疼痛がある。鼻乾，鼻出血，不眠。胸脇苦満（きょうきょうくまん）―自覚的には，胸部と側胸部に充満感があり，他覚的には，肋骨下縁から胸腔の方向に指で圧迫すると，抵抗が強く，苦痛を覚える―がある。嘔気と嘔吐がある。脈は大きく，ひろがるような脈状で，促（はや）い。

　次に述べる白虎（びゃっこ）湯，大承気（だいじょうき）湯などは，病が盛んになり，陽明病に至った状態に適用する。典型的な陽実証に用いる薬方である。

白虎湯＝高熱，発汗がある。悪寒を伴わず，

身体の灼熱感があり，暑くて苦しむ。ときに，うわごとを発する。口が渇き，舌も乾き，白苔がある。尿量は多い。脈は浮いて，促（はや）い。腹部はあまり充実していないが，自覚的には張ってくることがある。

白虎加人参湯＝白虎湯の適する場合に比して，体温は著しく高い。口渇が強くて，水を多量に摂取する。背筋がぞくぞくし，悪寒がある。上腹部は堅く張っており，圧すると不快である。腹部は全体的には軟らかい。大便は普通便である。

白虎加桂枝湯＝白虎湯の症状がさらに顕著である。また，のぼせ，頭痛，うわごとなど上衝（じょうしょう）―気が上にのぼること―がつよい。

大承気湯＝高熱があるが悪寒も悪風もない。汗が全身から出る。うわごとを発し，意識は明らかでない。口渇が強くて，舌は乾燥し，黒苔を生じることがある。悪心―むかむかする―を訴える。腹部は充実しており，腹部中央は膨満して堅く，便秘する。脈は沈んでおり，遅くて，力強い。

流行性感冒の経過は陽明病の時期を過ぎると，緩解する場合にも，少陽病を通過することが多い。

麦門冬湯（ばくもんとう）＝咳や痰が多い。呼吸は促くなり，喘鳴があって，痰が粘り着いて切れにくい。発熱。逆上―のぼせ―が強い。咽喉が乾き，ひっつくようである。上腹に不快感があって，悪心―むかむかする―がある。

竹葉石膏湯（ちくようせっこう）＝発熱があって，咳が続き，息が切れる。嘔気がある。口腔内の乾燥。羸痩（るいそう）がある。麦門冬湯，竹葉石膏湯は，少陽病で慢性病の場合に適する。これらは，陽病で虚の状態に用いる薬方である。

4）陰の流感の経過―胃腸型に対応

流行性感冒が少陰病で始まりそのまま進行すると，先に述べた少陰病の状態，すなわち，少陰病に表証を兼ねた状態から，表証が去って，少陰病の正証―少陰病を代表する症候をそなえ，これに適する薬方を投与することによって，緩解する状態をいう―などに変わる。真武湯などを用いる。

真武湯＝熱が下がりにくいが，熱感はなく，悪寒が強い。顔色が悪く，動悸や眩暈がある。

また，次のような薬方を用いることがある。

苓桂五味甘草湯＝咳が苦しいほど強く，のぼせて，動悸がある。そして口渇がある。四肢が冷えて，四肢に力がなく，体力は衰えてくる。

苓甘姜味辛夏仁湯（りょうかんきょうみしんげにん）＝咳，痰が多く，喘鳴もある。頭痛，悪寒などは去ってしまい，四肢が冷え，元気，体力は衰える。心悸亢進して，浮腫の傾向をみる。

流行性感冒に胃腸症状を伴うことがある。これまで述べてきた薬方の適応のうちに，胃腸障害の徴（しるし）を有するものもあった。しかし，その胃腸症状も相当の程度を越せば，以下の薬方を，これまでに述べてきたような流行性感冒の薬方と併せ用いることがある。

小半夏加茯苓湯＝上腹に不快感がある。口渇があって，嘔気，嘔吐がある。

平胃散＝食欲不振。腹が張り痛む。味はなく，口が苦い。嘔気があり，呑酸がある。ときに下痢。

参苓白朮散（じんれいびゃくじゅつ）＝食欲不振。他覚的には腹壁が軟らかく，腹が張り，腹鳴がある。腹痛は殆どない。下痢。疲労し易い。

5）普通感冒の多様性

　急性の熱性疾患に中風と傷寒があることはすでに述べた。流行性感冒は傷寒であるが，普通感冒は中風の場合も多い。したがって，普通感冒の湯液治療は流行性感冒に用いる薬方と同じではない。まず普通感冒の種々の形態を漢方の病の種類に分けなければならない。次にその病の虚実を考えて，普通感冒に用いる薬方を選択する基準とする。

　実際には，発症からの時間を知り，また自覚的，他覚的症状から太陽病，少陽病などの陽病，その他，少陰病などの陰病に分ける。脈は身体の変化に敏感に応ずるので，脈の状態，また，体表（皮膚など）の状態によって虚実を判断する。普通感冒には次のように多くの薬方が用いられる。

　まず中風の場合を述べてみよう。普通感冒は太陽病から始まることが多いので，桂枝湯の去加法を用いることが多い。

桂枝湯＝上衝—のぼせ—，頭痛，発熱がある。また汗が出て，悪風がある。鼻がつまり，鼻水が出る。腹直筋はやや緊張している。脈は浮いていて促く，弱い。

桂枝加桂湯＝桂枝湯の適応する症状において，頭痛，逆上感，不眠などが著しい。

桂枝加葛根湯＝桂枝湯の適応する症状があって，うなじから肩や背にかけ筋肉がこわばる。

桂枝加黄耆湯＝桂枝湯の適応する症状で，汗が出ることが多く，盗汗もある。尿量減少傾向があり，顔面に軽い浮腫をみることがある。全身倦怠。身体全体が痛み，重く感じる。

桂枝加厚朴杏子湯＝桂枝湯の適応する症状があって，咳，喘鳴がある。また，胸部の緊満感がある。

　普通感冒は傷寒のような症状を呈することもある。この場合には次のような薬方を用いることがある。

　流行性感冒の項にも述べた葛根湯，麻黄湯など。あるいは，初発から小青竜湯の適するような症状が現れることがある。

　また，普通感冒が陰病から始まることがある。少陰病では悪寒，発熱，疼痛などの表証に属する症状をみることがある。

　この場合，たとえば麻黄附子細辛湯，麻黄附子甘草湯が適することがある。

6）感冒の鍼灸治療の経穴

　感冒に鍼灸治療をおこなうことがある。この鍼灸治療にしばしば用いられる経穴について簡単に述べてみよう。鍼と灸は，その性質の違いから，同じ状態においても用いる経穴が異なることがある。また，鍼と灸の手技も，経穴によって異なることがある。実際は，これに経穴の虚実を勘案して施術する。鍼と灸に共通の経穴をあげてみる。

　太陽膀胱経では，第三胸椎の棘状突起の下の外方4〜5センチにある風門をとる。

　少陽胆経の風池をとる。

　陽明胃経の合谷をとる。

　異常の経穴に対して，鍼は単刺術の手技をおこなう。灸は多壮とし，発汗を促す程度におこなう。鍼灸の選択は，全体の虚実などによって決める。鍼の大きさ，艾炷の大きさ，その他は経穴の虚実などによって定める。

　鼻炎の症状，多量の鼻水があれば，次の経穴などを加える。

　陽明大腸経では，鼻翼の外方約1センチで鼻唇溝上部にある迎香をとる。

また，鼻孔の直下で，人中の両傍約1センチにある禾髎をとる。

太陽膀胱経では，眉の内端の陥凹にある攅竹をとる。

鍼は細めのものを用いる。そして，置鍼することがある。灸は艾炷を小さく作る。糸状艾炷を用いれば，虚証によい。

督脈では，頭部の正中線上で，前額部の髪の際から2～3センチ上方にある上星をとる。鍼は，単刺術を用いる。灸は，米粒大の艾炷を用いる。また，第7頸椎棘状突起と第1胸椎棘状突起の間にある大椎をとる。この経穴に相当数の灸をすえる。

頭痛があれば，次の経穴などを加える。

督脈では，頭部正中線において，前額髪際より約1センチ上方にある神庭をとる。この経穴にも灸をおこなうことが多い。鍼を浅く使うこともある。

さて，頭痛の際には，以下の経穴に，鍼と灸を用いる。鍼は太めのものを用いて，単刺術による。灸は米粒大の艾炷とする。

感冒では，初発から続いて，発熱，咳嗽，咽頭痛などが明らかになってくる。感冒に通常用いる基本的な経穴は，前に述べた。咳嗽には，次の経穴を加える。

太陰肺経では，前胸部の外側上方，鎖骨外端下の陥凹の下方4～5センチで，第2肋間にある中府をとる。少陰腎経では，前胸中央部において，鎖骨下縁に接し，正中線より外方4～5センチで第1肋骨の上にある陥凹である兪府をとる。これらの経穴に対する鍼の刺入の深さは，肋膜に至らぬ程度とする。灸は米粒大の艾炷を相当数すえる。

咽頭痛には次の経穴を加える。

任脈では胸骨上窩の陥凹にある天突をとる。鍼は，ここより，気管に注意しながら，胸骨後面に沿って，刺入する。灸治療では，天突穴に，艾炷を半米粒大に小さめに作る。太陰肺経では，肘窩の中央の横紋上にあって，上腕動脈の上にある尺沢をとる。鍼は，単刺術でおこなう。灸は，米粒大の艾炷を作る。

〈皮内鍼〉

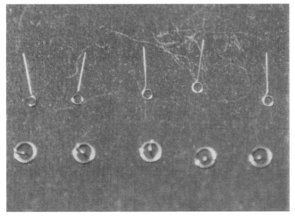

皮内鍼の種類

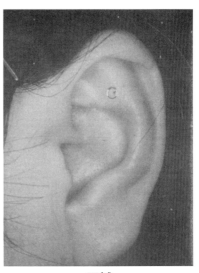

耳鍼

3．鍼灸の基本

1）臓器関連のツボに刺激

鍼(はり)にしても，灸にしても，経穴に，刺激を加えて治療するものである。

経穴とは，体の表面にあると想定される多数の特定の部位のことである。一定の経穴は，近くの組織に関係するとともに，遠隔の一定の臓器と密接な関係がある。これは鍼灸の基本である。つまり，特定の経穴に適正な刺激を加えることによって，特定の臓器になんらかの影響をおよぼすことができるし，逆に，特定の臓器の異常な状態は，特定の経穴で感知できる。実際に，現象を観察すると，特定の臓器が異常な状態に陥ったとき，複数の経穴が類似の変化をおこすことがある。それは偶然の組み合わせによって生じたものではない。これらの経穴を系列化したものが，経絡である。主要な経絡は12ある。

太陰肺経，陽明大腸経，陽明胃経，太陰脾経，少陰心経，太陽小腸経，太陽膀胱経(たいようぼうこうけい)，少陰腎経(しょういんじんけい)，厥陰心包経(けついんしんぼうけい)，少陽三焦経，少陽胆経，厥陰肝経(けついん)である。

一経絡に属する複数の経穴は，各経穴ごと身体内部の反応点として，また，刺激点としての特色をもっている。ある臓腑が著しく変化している場合には，他の臓腑や経絡にも影響を及ぼす。

経穴をなにかの方法で刺激することによって，鍼灸の治療が成立する。この際，刺激の量と刺激の質が治療の効果と関係する。刺激の対象となる経穴の状態が，他の経穴との関係において「実」なら刺激の方法を瀉(しゃ)とし，「虚」であれば補(ほ)とする。後述する。

鍼には，いろいろの種類がある。おのおの独特の使用法があって，目的を異にする。同じ種類の鍼でも，太さに太い細いがあり，施術の方法も単一ではない。治療のための補瀉の程度にしたがって，鍼の種類を選び，太さと長さを選び，施術の方法を選ぶ。

灸にも，いろいろの種類がある。いろいろの形式の灸は，おのおの独自の効果を発揮して，目的を異にする。即ち，同じ種類の灸でも，艾(もぐさ)の性質によって，刺激の質が変わり，艾炷(がいしゅ)—火をつけるもぐさの形—によって，刺激の量が変わる。また，施灸する艾炷の数にもよる。

2）灸の効果

鍼灸は，各種疾病に応用して優れた効果のある治療法である。これまで述べてきたように，内臓疾患に用いてよい結果を得られる。湯液による治療に比して劣るものではない。また，神経痛なども鍼灸の適応で容易に良好な成績を挙げることができる。

鍼灸の治療で留意すべきところは，病体，病状，施術部位に合わせ，鍼灸の種類，材料，手技などの選択にある。

灸は，艾(もぐさ)を皮膚の上で燃やすことによって，特定の位置の皮膚に温熱刺激を加えるものである。その効果の比較的局部的なものは，疼痛の鎮静，中枢神経や末梢神経の鎮

静，また賦活，血流の促進，新陳代謝の亢進，諸分泌機能の調整などがある。

その効果の一般的なものは，白血球の増加，凝固の促進，酸度の低下など血液の諸成分に好影響を与え，血圧の調整，疲労の回復その他に寄与する。

その効果の遠隔的なものは，灸の位置によって多種多様である。この場合は，いわゆる経穴（つぼ）の性質についての知識が必要である。たとえば，胃潰瘍など腹部の激痛に対しては，三里と梁丘，中脘と巨闕に施灸すると鎮痛効果がある，などである。

灸は，皮膚の上に直接，火をのせるために，火傷の痕（あと）が残る。これを有痕灸という。また，痕を残さないために紙，ニンニク，ショウガ，塩，みそなどを艾の下に敷くことがある。これを無痕灸という。

有痕灸には，透熱灸，焦灼灸，打膿（のう）灸などがある。

透熱灸は経穴に施灸することによって熱刺激をおこない，目的とする臓器など遠隔部に影響を与える。

焦灼灸は，皮膚のある部分を焦灼破壊する。その目的は，止血，防腐，病的組織の破壊，排膿などである。

打膿灸は，灸痕の化膿，排膿を促し，この面からも全身的好影響を期待する。

灸の実際は，このほかにも諸種の方法があって，状態に応じて適当な選択がおこなわれている。

施灸後，全身倦怠，熱感，頭重などの不快を訴えることがある。さらに，脱力感，発熱，下痢，食欲不振その他の症状が現れることがある。施灸直後から翌日ぐらいの間に始まり，1日あるいは2日ほど続く。不快が消失したあと，かえって，病が好転する徴候があれば，その灸治療は誤った治療ではない。そこで，灸の量的刺激を減じ，質的刺激を変え，あるいは，経穴の位置を再考して，灸治療を続ける。このような症状が，治療上やむを得ない副次的作用であるか否かは，脈をとってみればわかる。

3）艾の選択と手技

艾（もぐさ）の種類は，数十にのぼるが，その選択について，およそ，次のようなことがいえる。

有痕灸（ゆうこんきゅう）には，薄い黄色で一様に柔らかい上質の艾を選ぶ。無痕灸には，褐色に近い黄色で，硬い繊維の混じっている質の劣る艾を選ぶ。

質の良い艾は，点火後一様に燃え，その温度は比較的低く，火力は安定している。そして，灰は飛び散らず，燃えつきてもそのままの形になりやすい。質の悪い艾は，燃える温度は比較的高いが，一様に燃えないので火力が一定的でない。固まりにくく灰が飛ぶ。

艾の大きさは，いろいろである。よく用いられる大きさは，大豆大，小豆大，米粒大，半米粒大などである。形は，多くの場合，円錐（すい）や三角錐などである。これを艾炷（がいしゅ）という。木綿糸くらいの太さの糸状艾炷もある。艾炷に点火しおわったものを壮という。

灸の手技には，補と瀉（しゃ）がある。

補は虚の状態に適する治療の方法である。瀉は実の状態に適する治療の方法である。

虚実は，漢方医学の診断に必要な基本概念。たとえば，陽実，腎虚（じん）などがある。

虚の状態は，静的であって，内部にかくれ，あらわれにくい。虚の状態では，病状が

悪化していても，一見，軽症のようにみえる。

実の病状は動的であって，外部にあらわれやすい。実の状態では，外見から重い病状を思わせても，実際は，あまり進行していないことも多い。

補の場合は，上質のよく乾燥した柔らかい艾を使用する。艾炷は底面をせまく，高さを高く，全体として小さく作る。

瀉の場合は，艾は上等のものでなくてもよい。艾炷は，底面を広く，高さは，比較的低くする。硬くひねり，全体として大きく作る。自然に燃えるに任せず，早く燃えるように風を送ったりすることがある。全部が燃えつきないうちに，次の艾炷をたて，火をつける。

灸法では，艾炷の大きさと壮数，灸点の数，灸の手技が刺激の量と質を決定する。疾患や症状とともに，体質，年齢，性別を考慮してこれを定める。

当然のことであるが，同じ疾病でも，病状の変化によって灸すべき経穴が変わる。また施灸を繰り返しているうちに灸点がずれてくることがある。従って漫然と施灸することなく，治療の再検討は常に行われるべきである。

4) 鍼の種類と刺入の技法

鍼(はり)は，かつて，今日の外科の領域をも扱っていた。今では，その治療は，内科の領域にとどまることが多い。

鍼の種類は数多いが，刺入すべき皮膚との関係で分類することができる。つまり，皮膚に刺入する鍼と，皮膚に刺入しない鍼に分けることができる。皮膚に刺入する鍼は，刺入を表皮にとどめるものと，経脈—鍼灸医学で認めている独特の器官—にあたるまで刺入するもの，また，病根に直接及ぶものに分けることができる。皮膚に刺入しない鍼は，皮膚を圧するものと皮膚を擦過するものに分けることができる。

近年，日本で頻用される鍼に，豪鍼(ごうしん)がある。豪鍼は，皮膚を通して経脈まで刺入して，治療に用いるものである。その普及と使用の頻度から，今日の代表的な鍼であるといえる。

治療目的に基づく古典的分類によれば，豪鍼は，疼痛の軽減と麻痺の回復に用いる鍼で，鍼治療の一端を担うに過ぎない。

豪鍼の形状は，およそ通常の縫針に柄のついた形をしており，これを鍼柄(しんぺい)，鍼体(しんたい)，鍼尖(しんせん)，に分ける。鍼体から鍼尖にかけて次第に細くなっている。

この鍼尖には，スリオロシ型，ノゲ型，タマゴ型，マツバ型などがある。鍼尖の形によって，刺入する位置—経穴—の皮膚に与える刺激の程度が異なる。また，後述の刺入法によって，鍼尖の型を選ぶ。

豪鍼の材料は，金・銀・プラチナの合金・ステンレス・鉄などが多く使われる。材質は刺激の質と関係があって，金鍼と鉄鍼は異なる刺激の質を有し，金鍼は補，鉄鍼は瀉，その中間に銀鍼などがある。その太さは，0.17ミリ以上で，種々ある。太い鍼は，細い鍼よりも刺激が強い。長さは，約4センチと約6センチの2種が最も多く用いられるが，刺激すべき位置によって長さには種々のものがある。

豪鍼を刺入するに用いる技法は，中国から

伝わった撚鍼法（ねんしんほう）と，わが国で生まれた管鍼法（かんしん）によることが多い。撚鍼法は，補助的器具を用いず，手指により鍼を皮膚に刺入する。管鍼法は，一種の管を補助として鍼を皮膚に刺入する。ともに，原則として，刺入時に痛みを感じさせない。

今日の日本では，習得に容易な管鍼法を用いているものが多いが，この方法は刺入の刺激を加減できないことが難点である。

5）鍼の手技用法のいろいろ

鍼の種類によって，治療の目的や用法が異なる。鍼の手技を，前回に説明した。豪鍼を例にとって述べてみよう。

単刺術（たんししゅつ）＝鍼を目的の深さまで静かに刺し，また，静かに抜き取る方法。もっとも基本的な方法である。弱補の手技である。

回転術＝これには次の２種がある。

第１の方法は，鍼を刺す場合に，右または左と一定の方向に鍼を回しながら刺入する。抜くときは，刺入したときの逆の方向に回しながら抜く。静かに回転させれば，軽い刺激となり，速く回転させれば，強い刺激となる。瀉の技法である。

第２の方法は，鍼を一定の深さまで単刺術と同じ方法で刺入し，目的の深さまで達したら，そこで，鍼を右または左に回転させる。抜くときは，もとにもどしてから抜かないと，繊維が鍼にまきついて抜けないことがある。第１の方法よりも強い刺激になる。強瀉の手技である。

雀啄術（じゃくたくじゅつ）＝ある一定の深さまで鍼を刺入し，スズメが餌（え）をついばむように鍼を上下に抜き刺しする方法。弱瀉の手技である。

乱鍼術（らんしじゅつ）＝鍼を回転させながら，前後左右に刺す方法。雀啄術よりもさらに強刺激である。強瀉の手技にあたる。

置鍼術（ちしんじゅつ）＝目的の深さに鍼を刺して，しばらくそのまま放置しておく方法である。その時間は，数分間から20分間に及ぶこともある。補の手技である。

間歇術（かんけつじゅつ）＝一度ある目的の深さまで刺入した鍼を少し抜き出し，また，刺入する方法。雀啄術の変法で，やや強い刺激を与える。瀉の手技である。

振顫術（しんせんじゅつ）＝単刺術の要領で，ある目的の深さまで刺入した鍼の柄を，おやゆびと人さしゆびで軽く振動し，鍼に弱い刺激を与える。補の手技である。

このような鍼の技法のうち，補を目的とする場合は，次のように行う。

鍼を温めて用いる。金鍼，または銀鍼の細い鍼を使う。鍼は患者が息を吐くときに刺し，吸うときに抜く。鍼を抜いたあと，ただちに揉撚する。

瀉を目的とする場合は，次のように行う。

鉄鍼，またはサンプラ鍼の太い鍼を用いる。鍼は患者が息を吸うときに刺し，吐くときに抜く。鍼を刺す前には揉撚しない。刺入や技法を施すに際して，痛くともよい。また，深く刺す。

4．文　　献

1．日本東洋医学会編，東洋医学用語集Ⅰ，漢方古方篇上，昭和44.3.30
2．長濱善夫：東洋医学概説，創元社，1989.3.20
3．和田正系：漢方治療提要，医道の日本社，昭和50.11.30
4．寺澤捷年：脈診で判定する脈の性状の模式図，看護学雑誌，51/4，1987.4，P389
5．日本東洋医学会編，東洋医学用語集Ⅱ，漢方後世方篇・古方篇下，昭和55.1.15
6．中医名詞辞典，香港太平書局，1964.3
7．竹之内診佐夫・濱添圀弘：鍼灸医学，南山堂，1979.5.20
8．松下嘉一：鍼灸療法，保健同人，昭和49.2.10
9．本間祥白：鍼灸実用経穴学，医道の日本社，昭和39.10.20
10．柳谷素霊：簡明不問診察法，石山鍼灸医学社，昭和60.6.10
11．松下嘉一：健康の知識第百課事典，講談社，昭和57.5.24
12．西澤道允：臨床東洋医学概論，一皇漢医道研究所，昭和40.4.8
13．矢数有道：漢方医学概論，拓殖大学漢方医学講座，日本東洋医学会，昭和56.3.31
14．藤平健・小倉重成：漢方概論，創元社，昭和54.1.20
15．代田文誌：五臓の色体表，医道の日本社，昭和51.12.15

●

〈薬用植物〉

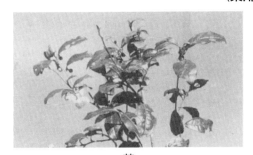

茶

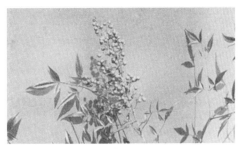

南天

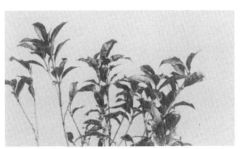

木犀

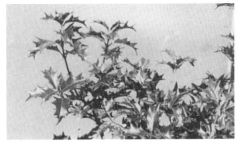

柊

5. 附—食事療法の基礎

漢方食事療法

　西洋医学的食事療法と漢方の食事療法とは異なっている。漢方の食事療法は，基本食というものを中心に組み立てるとよい。西洋医学的食事療法に取り込まれている原因療法的見地から離れて，食事療法を考えることが必要となる。今日の日本人の一般的体格と，その体質を考えてみると，今日の基本食は陽症で虚よりも実に傾いている証に対応するように考えられている。

　漢方の食事療法の基本的考えは，日常摂取する食事が原因で引き起こされる症状を予防するということである。西洋医学的食事療法のように，疾病別の食事内容を前面に押し出して，治療法と銘打ったものではない。それ以前の問題を取り上げているのである。

　既に病に陥っている場合には，その病の性質によって，病の改善に向けて，食事内容に変化をつけることにやぶさかではない。

　漢方に用いる生薬のうちに，我々がしばしば食している副食物もある。嗜好品を薬物として，今日でも用いられているが，それらは，枚挙にいとまがない。神農本草経，本草綱目などには，古くから，米・小麦・大麦その他も薬物として扱われている。この意味では，まさに医食同源と称して差し支えない。

食事療法の基本（日本の場合）

　基本食について，考え方を述べてみる。

　基本食の構成を，穀類・豆類・葉菜類・根菜類・海草類・果実類・魚類・肉類などに大別する。

　基本食は，居住環境によって，その内容が異なる点に注目して欲しい。緯度に依って，主たる栄養分の供給をどの区分の食物に仰ぐか，という問題である。

　極寒地帯では，生魚生肉を主としている現状もある。この地帯に生息するオットセイ・アザラシ・鰊・鮭など。また，土地の植物の貧困から，海藻類の摂取も十分行われる。極寒地方の厳しい生活環境に対して，このような食物の基本的構成は適しているといえる。

　欧州など，亜寒帯は牧畜に適しており，また，植物の生育もみられるので，大陸では，肉類・野菜類・果実類の混合が行われる。加熱料理法を用いる。年間を通してみると，気温が低い季節も多いため，十分な脂肪摂取も必要となる。

表5　日常食品と漢薬と性味

五性 五味	熱	温	平	涼	寒
酸		アンズ ミカン			
甘		リンゴ シソ 鶏肉(微温) 羊肉	枸杞子 大棗 高麗人参 牛肉 ヤマイモ レンコン ブドウ	キュウリ トマト ナス ホウレンソウ パイナップル バナナ カキ	精製砂糖 豚肉(微寒)
辛	コショウ	ダイコン 紅花 ニンニク ネギ 陳皮			
鹹			しょうゆ	コンブ	
苦		豚レバー			

難波恒雄：漢方実用大事典，23，学習研究社，1989

日本は，地理的に温帯にあるが，日本の周囲は海で囲まれており，黒潮がその沿岸を洗っているため，部分的に亜熱帯的気候を伴っている。それゆえ，穀類の栽培に適しており，野菜類の生育によい。果実類も存在する。そこで，穀類・野菜類の摂取に重点を置く。また，海藻・果物・魚肉もよろしい。温帯は，季節の違いが明らかであるので，気候と気温に対応して，身体の栄養的要求も変化してくる。すなわち，食物の内容，また調理の方法に変化をもたらせることにより，四季の変化に対応する。

　熱帯は，果実類が繁茂し，野菜類も生育が早い。場合によって，穀類の収穫もよい。南洋諸島のように気温，湿度が共に高く，四季の温度変化も少ない。そこで，果実類・野菜類を主にした食事もよい。生食が適する。

　日本にも，野菜類の生食や，果実類を大量にとるべき時期がある。身体を内部から冷やして，外界の状態に適応させる。すなわち，夏季に食して，身体の状況をその時期に適合させるように働く。日本の夏季は，高温多湿であるから，南洋諸島の食生活に近づく方が過ごし易いであろう。

　これに対して，冬季では，魚肉類が一般に喜ばれ，味も濃いめに付けるようになる。冬以前から出廻るようになる根菜類も，これと同時に摂取するに適する食物である。冬季を過ぎると，青緑色野菜が生長し，野にあるいわゆる山菜も，膳にのぼるようなことがある。冬眠を行う動物が，これらを摂っていわゆる宿便を排泄し，その結果，宿便を宿すことによって生ずる邪熱を，解毒・排除する。

　このようにして，温帯にある日本という地域に於ける基本食は，季節に応じて微妙に変化するべきものである。

基本食の内容

　さて，基本食は植物食とし，動物食をもって補充する。主食は穀物とする。主食をもって，凡そ半分を占めるように構成する。穀類は，なるべく精白をさけるようにしたい。

　植物食は，季節・気候により料理法を変える。体質・病症によって，加熱の状況，調味料のうち塩分の多寡を定める。食全体と葉菜類の比率も，治療上の役割を果たすものとなる。

　野菜類に限らず，常用の食物は，その食物を採取する時期が適切であるか，そしてその食物を摂取する時期が採取と見合っているかどうか，という季節性，また居住地環境の特異性が，その地方の植物，動物に反映しており，その自然界に生きる動物としての地方性を重くみなければならない。

　このように，温帯でも，その地理的条件によって，食事の内容が同じでないことはいうまでもない。山沿い，平野，海浜によって，主たる収穫物が異なるからである。

　山間部では，ソバ，とうもろこし，さつま芋など。また，いわゆる山菜に親しむことが多く，大規模野菜栽培には適さない。また，魚類は淡水魚であり，その種類も多くない。牧畜もあるが，肉類に於いても片寄っているといえる。このような地域では，主食の内容は米・小麦に重点を置かなくてもよい。

　平野では，米・小麦などは勿論，野菜も種類が豊富で，温室ものなども出廻る。また，魚類も大川，湖の存在とともに種類も増えて，貝類もある程度，摂ることが出来る。

II. 治療法の考え方

海浜では，海産物が豊かであるということから魚類・貝類・海藻類が食事内容の相当部分を占めることになるのは自然である。この論を進めてみると，同じような場所に住んでいても年齢・性別・職業・肉体的または精神的活躍によって食物摂取法は異なるものである。

これは当然の帰結であって，ここに改めて論ずるまでもなかろう。これを具現化した記述は，石塚左玄『食物養生法』職業公務に適当す可き食養法の概旨十項にある。図44[1]）。

主食と副食

主食と副食の割合を考えると，半分宛か，主食6割，副食4割の見当になる。

凡そ，動物は，天性に従って各自の歯牙や嘴に適するものを食し，天命を全うする。

たとえば，鳥類では，肉を主食とする鳥，虫を主食とする鳥，穀物を主食とする鳥は嘴の形態も異なる。肉食動物の歯牙は鋸歯であり，肉や骨を嚙み砕くのに適している。草食動物の歯は，歯の形が扁平様で，歯の間隔が接しており，下顎が前後左右に働いて草類，

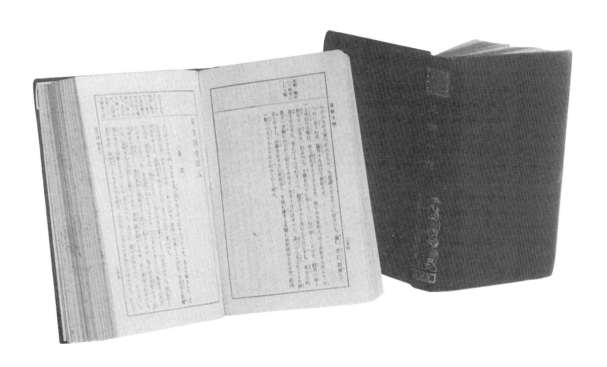

職業行務に適当す可き食養法の概旨十項

一、都會に於て大白米飯を食する力役者の如き人種は、常に夫婦亞爾加里の差敷近き魚類鳥獸の肉類と、差敷の遠き植物性食品の鹽味強き品類とを副食して、間食には餅の如き薯の如き閾子の如き、柿桃の如きの類を貪るを良しとす。

二、體力及び敏才を要することの少なき、坐業者の如き人種は、鹽氣の薄き植物性食品を多く副食して、魚鳥獸肉及び卵子の如き美味は之を節し、夏季は成るべく其度其れを少なせるべからず。

三、商業及び交際上に敏腕の機才を要する可からざる人種は、常に齊梁厚味の美食を將す可く其他の職任者より比較的多くせざる可からざるも、亦必ず生姜、大根、胡椒、芥子泥の如き品類を後食す可し又間食品の如きカステーラや煉羊羹の如き、加里鹽に乏しき菓子類は成る可く、我慢して少なくせざる可からず。

四、智識の發達と體育の長大とを養成する學齡者、及び沈思深遠の考案智慮を要して、大成の業務に任する人種は、成る可く穀菜を主として雜食す可からす。

五、才氣の發達と體力の強大とを要し、早く任用に堪へんとする人種は、食品の何たるを問はす多く雜食して、比較的穀菜食を少なくするを可とす。

六、分娩後の兒童をして、母體が受胎中より分娩後に至るも、相貌優美に、體勁靜肅に、無病健氣に養成せしめんには、母體が受胎中より分娩後に至るも、成る可く人爲に加ふる事の少なき、穀菜食を多くして、加里鹽の少なき菓子の類と、鹽味の強き食品、及び魚鳥獸肉卵子の類とを少なくせざる可からず。但し蓋食者の母親が分娩する初生兒は、肉食者及び牛乳を嗜好する母體が分娩する肥滿の赤子より、其體貌は遙に少なるを常とすと雖も、年月を經るに從ひ肉食者の兒童は、穀食者の兒童が生育して長大になるに、及ばざること遠しとす。況や瘠る兒は育つ、と云ふ俗言あるにをや。

七、小學より中學卒業に至る期間の學童は、壯年期間の大人に於ける食養より鹽氣を強く穀菜の品類を多食せしめて、記憶力と忍耐力との發達を發成せざる可からず。

八、中學卒業より大學卒業の頃に至る期間の食養は、穀菜果實の外に魚鳥獸肉及び強鹽味品を、時々副食す可きものにして、即ち學識應用の時期に近くに從ひ、才氣を要すること愈々多きを以て、肉類鹽味品を食することを愈々多く攝取するを可とすれども、亦必ず穀食動物の本分を忘することを可からず。

九、壯年期を過ぎて老年期となるに從ひ、智慮と發壽とを專務とする人に在りては、孟子が『七十非ス肉不ス暖』と言ひしと雖も、又我國に在りては、地形、天候を異にするを以て、殊に近海臨水串湖の地方に住居する人に在りては、成る可く、麥或は赤豆の話籤或は味噌の雜煮餅を食せんとするには、野菜類と合せなくし、而して魚鳥獸肉及び卵子の類を食せんとするには、穀類を主として仮の菜を少く割烹調理したる、美味軟熱の料理品と爲さざる可からず。然れども決して其量を多くす可からず。

十、徳義心を專修する僧侶及び、廉恥浼德を自守する女子の若年期にありては敢て多く氣釼と才氣とを要せさるが爲め、成る可く穀菜食を多くして臨味の強き美味品、或は加里鹽の殆んど皆無なる蒸菓子類及び鹽味の強き美味品、或は加里鹽の殆んど皆無なる蒸菓子、汁粉の類を多く嗜むに於ては、恰も肉食者の肥滿家が身體より脫鹽せんが爲め、頻りに入浴して爽快の情を起さざるを得ざるが如く、或は破戒盜行に陷り、或は破廉恥情を犯さざるを得ざる煩心の食養法となるものなり。

図44　職業行務に適当す可き
食養法の概旨十項
（石塚左玄『食物養生法』[1]）

穀類を粉砕するに適している。

人間の歯は，門歯，犬歯，小臼歯，大臼歯に区分される。この形態からいえることは，歯全体に臼歯の占める割合が大きいところから穀類，豆類など臼歯に適する食物が主食となるのであろう，ということである。臼歯は，穀歯ということがある。また，門歯は菜歯ともいうことがあり，犬歯は肉歯ともいうことがある。

現代日本人の食生活は，実に多様で豊かである。主食と副食の割合が定まれば，上記の枠内でいろいろな食物から食生活を構成してよいものであろうか。否である。以下に，細部を説明する。

食養の基本となる食物

食養という言葉は，摂取する食物によって，身心を養うということをいうのである。

天ハ人ヲ養ウニ五気ヲ以テシ，地ハ人ヲ養ウニ五味ヲ以テス（黄帝内経，素問霊枢）

五気とは，風・熱・湿・燥・寒を指す。おおよそ外界の状況をいうのである。鹹・酸・苦・甘・辛の五味を含む食物をもって，体を養うのである。換言すれば，体を構成する基本となる各臓器を保養するのである。各臓器は，各々その別に，五味と親和性がある。表6にこれを記載した。そして，各臓器の異常の質と程度に応じて，五味を供給すべきことになっている。それゆえ，病的状態の漢方的診断が重要であり，また，病的状態の質が薬物投与を必要とするものか，食養をもって是正するに止まるか，の判断も要求されることになる。

このことから，毎日，毎回摂取する食物は，長い目でみると，諸疾病の発生の因を形作ることになる，と古人もいっている。これを漢方では，内傷という。この内傷をもたらすことのない食生活の原則が，漢方の食養の基礎となるべきものである。

桜沢如一『食養講義録』食物療法の原則[2]
「1．その土地古来の主産物を主食物とし，副産物を副食物とせよ。

2．副食物（おさい）は，その土地，その季節のものを必ず食養料理法，及び各自の治療法に従って調理せよ」

主食は，玄米，麦，粟(アワ)，黍(キビ)，稗(ヒエ)，玉蜀黍(トウモロコシ)，胡麻(ゴマ)，大豆，小豆，蚕豆(ソラマメ)，黒豆等の穀類や豆類，あるいは，さつま芋，馬鈴薯，里芋などの芋類で，できるだけ自然のままの形で煮炊し，できるだけ人工を加えないで腹八分目に，その全体を良く嚙んで食べる。

副食物も主食物とともに，その土地に生産されるもので，季節，季節に出盛る成熟した野菜類がよい。原則として，自然のままの形で，皮をむかないで其の全体を調理して食べる。そして，白砂糖や味の素などの人工調味料を使用せず，野菜を胡麻油，大豆油，菜種油などの植物性油でいためた後，煮干か鰹節，あるいは昆布のだし汁を入れて煮たものを摂る。

表6　五臓の色体表　　代田文誌（一部改変）

五臓	肝	心	脾	肺	腎
五腑	胆	小腸	胃	大腸	膀胱
五味	酸	苦	甘	辛	鹹
五禁	辛	鹹	甘（酸）	酸（苦）	苦（甘）
五穀	麦	黍	粟	稲	豆
五蓄	雞	羊	牛	馬	豕
五菜	韮	薤	葵	葱	藿
五果	李	杏	棗	桃	栗

また，各季節に出盛るミカン，林檎，梨，びわなどの果物も適当に食べた方がよい。生野菜も適当に摂るべきである。

そして，切身の魚よりも，ごまめ（田作り）や小魚を丸ごと，全体を食べるのがよい。魚を煮焼して食べる場合には，白砂糖の使用を避ける。あっさりした魚類は植物性油でいためた後，少し水を加え，生醤油で煮るか，または塩焼きか，油で揚げて食べるのがよい。

また，副食物として生卵，生魚，サシミ，生の貝類，生肉などの生の動物食は，運動家や，労働者などの場合には，環境によっては必要な場合がある。食毒が現れない程度ならばよい。

長生ヲ得ント欲セバ腹中当ニ清カルベシ。

食毒は，食物の不適切な摂取の持続によって生ずる。

生野菜類，果実類の過食，砂糖入りジュース，ケーキなどは，陰性の食毒を醸成する。病名の例を挙げれば，胃酸過多症，胃潰瘍が比較的早期に生ずることがある。胃下垂症，結腸延長症の症状の悪化，ときには虚証の便秘となり，また，慢性下痢症などの陰証体質をもたらす結果となる。砂糖を十分に使用した食物を過量に摂った結果は，アチドーシスをもたらすであろう。生果の過食は，アルカロージスをもたらすであろう。

肉類，魚類の過食，動物性脂肪などは，陽性の食毒を醸成する。病名の例を挙げれば，常習性便秘症，陽性の高血圧症を生ずることがある。これらは，実証である。ある種の肝炎，あるいは蓄膿症など慢性炎症疾患を悪化させる。

漢方では，宿便，燥屎という概念がある。腸管内に附着，停留して食毒となる。この際は，アチドーシスをもたらす。

なお，腹部所見に食毒が現れるとする説は，花田順庵による。過食，偏食のもたらす所見は，食物の種類によって同じではない，という。

陽性植物と陰性植物

久司道夫『正食のすすめ』にある陽性植物と陰性植物の用い方指針を参考とすれば，陰証と陽証に対する治療的食事の骨子もわかるというものである[3]。食物の陰陽を図45とした。

「一般原則として暖かい季節，あるいは暖かい地域，つまり陽性の環境では，陰性の食物を選ぶほうが無難であり，反対に寒い季節や寒い地域で植物性食品を選ぶときは，陽の植物を選んだほうがよい。温暖地方では，陰性の食物は熱，圧力，塩などの陽性原因を加えて長時間煮炊きし，陽性の植物は煮炊きを軽くする。

一般に陰性の植物は，肉体や精神の膨張，新陳代謝の低下，体温の低下などの強い影響を及ぼし，陽性の植物は収縮，新陳代謝の活発化，体温の上昇などの効果を現す。香料や芳香のある刺激性の食物，飲料は極陰の植物であるが，概して新陳代謝を活発化させたり，体温を上昇させたりすることがあり，逆に塩を調味料にし料理した根菜類のような陽性の非常に強いものは，一時的に新陳代謝を低下させる。

動物性の食べ物を食べるときは，一般に，より陰性のものを選んだほうがよく，調和を考えて，植物性のものをいっしょにとるほうが安全である。また，現代的な種より原始的

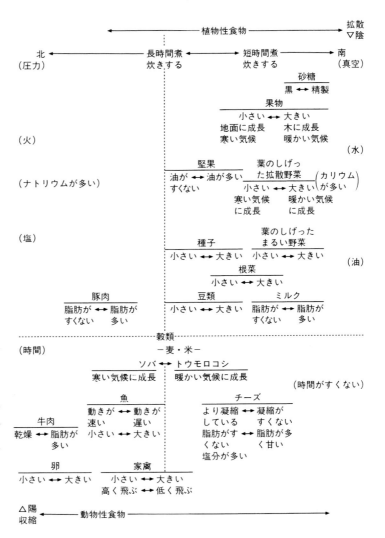

図45 食物の一般的陰(▽)陽(△)類別

な種のほうがよい。

　植物と動物は，それぞれ，それ自体のなかで調和を保っている。植物の場合は炭水化物，蛋白質，脂肪，ミネラル，ビタミン，動物の場合は蛋白質，脂肪，ミネラルが調和しているので，生物を食べるときは，まるごととったほうがよい。たとえば人参はその葉とともに，タンポポの根もその葉とともに食べる。小魚は頭，骨，尻尾を含め，全部食べることができる。しかし，穀類と果実類は例外である。穀粒と果実は，他の部分とは別個のそれ自体独立した単体だからである」

　塩と砂糖は，食養の世界では対峙する物質として扱われている。塩は作用が陰で結果が陽，砂糖は作用が陽で結果が陰である。塩が人体に摂取された場合には，肉体は陽性になる。砂糖の場合には，肉体は陰性になる。

　酸性食品の摂取過多は，植物性酸性食品で

は陰性となる。動物性酸性食品では陽性となる。即ち，酸性食品のもたらす影響に2種類がある。

アルカリ性食品の摂取過多は，植物性アルカリ性食品では陰性となる。動物性アルカリ性食品では陽性となる。即ち，同じようにアルカリ性に傾く場合でも，陰性の様相を帯びていることがあり，陽性の様相を帯びていることがある。

酸性植物性食品には，米，麦，玉蜀黍（トウモロコシ），葱（ネギ），蚕豆（ソラマメ），豌豆（エンドウマメ），胡桃（クルミ），蕎麦粉（ソバコ），ココア，チョコレートなどがある。

酸性動物性食品には，卵，バター，チーズ，牛，兎，鶏，羊，豚，鰻（ウナギ），鮭（サケ），鱒（マス）などがある。

アルカリ性植物性食品には，人参，大根，牛蒡（ゴボウ），キャベツ，かぶ，南瓜（カボチャ），甘藷（サツマイモ），馬鈴薯，胡瓜（キウリ），トマト，桃，杏，林檎，梨，桜桃，葡萄（ブドウ），ミカン，オレンジ，バナナなどがある。

アルカリ性動物性食品には，人乳，血液，牛乳，脱脂乳，クリーム，山羊乳，牡蠣（カキ）などがある。

高血圧症の食養の例

▶食養的病因

(1) 卵，肉類，ハム，バター，チーズ，刺身，魚貝類など，酸性の動物食の摂取が生理的必要量を超えて，海藻類や野菜類や果物類などアルカリ性の植物食が少ない。そうすると陰陽のバランスがくずれ，消化不良が不十分となるため，食毒が醸成されて集積される場合である。

その結果，動脈が硬化して，毛細血管内血液のうっ滞を招く。

(2) 白米と食塩の過剰摂取を日常とする。それに，重労働や過労が加わる生活がつづく。

その結果，肝や腎，さらに心や脾に機能的，器質的障害を起こした場合である。陰性の動脈硬化をきたす。

(3) 酒の過食や煙草の過用によって，肝や腎など臓腑病を起こした場合。

この他に，瘀血によって発生する場合，薬傷によって発生する場合がある。また，漢方的にいえば，七情―喜・怒・思・憂・悲・恐・驚―に起因するものもある。

高血圧症は，本態性と腎性と内分泌性などに分類されている。漢方では，高血圧症は臓腑病に属する。肝胆の臓腑病が主体となる。それを陽実証，陽虚証，陰実証，陰虚証に分類している。

▶陽実証の高血圧症の食養法

卵や肉などの動物食をやめて，穀菜食に改める。胡麻油や大豆油などの植物性油を使って，野菜類を調理して食べるとよい。各種の生野菜や大根葉などの青汁が特によく効く。果実類も良い。

▶陰虚証の高血圧症の食養法

生野菜類は好ましくない。青野菜を油でためるか，またはゆでて緑色のところを食べるとよい。

ここでは，高血圧症の場合，陽実証と陰虚証が疾病の態様として典型的な形なので，これらを挙げた[4]。

漢方の古典には，主食となる植物，副食となる植物，動物，鉱物の各自について，食養の指針となる薬物書がある。

食物はその各個にわたって，その性質と効用，また禁忌について，神農本草経，本草綱

目などにも詳細な記述がみられる。食事療法としては，各食物の特質を個々の症例の特色に合わせて，検討する作業を行うことが望ましい。

試みに，果実類の梨をあげてその適応をみよう。本草綱目の記載の一部を改変して挙げてみる。

梨ハ利ナリ。其ノ性ハ下行流利ス。梨ノ種類ハ多シ。皆ナ冷利ニシテ多食スレバ人ヲ損ス。

気味，甘，微酸，毒ナシ。多ク食スレバ人ヲシテ寒ニアタリ萎困セシム。金瘡，乳婦，血虚ノ者ハ食スベカラズ。

主治，熱嗽，渇ヲ止ム。切リ片ニシテ，湯火傷ニ貼テ痛ヲ止メテ爛レズ。マタ客熱，中風，不語ヲ治シ，傷寒熱発ヲ治シ，丹石，熱気，驚邪ヲ解シ，大小便ヲ利ス[5]。

以上，漢方でいう食養の基礎を述べた[6]。

〔文　献〕

1) 石塚左玄：食物養生法，207〜210，日本CI協会，東京，1980.
2) 桜沢如一：食養講義録，164，日本CI協会，東京，1981.
3) 久司道夫：正食のすすめ，78〜80，日貿出版，東京，1985.
4) 西沢道允：病気を治す食物，258〜261，エンタプライズ，東京，1984.
5) 鈴木真海訳：新注校正国訳本草綱目第八冊，295〜304，春陽堂，東京，1979.
6) 松下嘉一：食事療法と漢方，Medical way, vol.3, No.5, 37〜42，日本医事新報，1986

6．附—鍼灸の経絡・経穴の標準部位

　これまで述べてきたように，鍼も灸も，施術者の技術の巧拙によって，その治療効果が大いに異なるものである。

　また，取穴した経穴の性質によって，あるいは使用する経穴の数によっても，病体に与える影響に異同が生じる。取穴法を含む鍼灸の手技には微妙なものがある。

　近年は，大学附属病院診療科も鍼治療を取り入れているところが次第に増加してきているが，その現状をみると，あらかじめ定められた治療の術式を被施術者に対して一様に用いる方法をとっており，ここに云う鍼灸の微妙な手技ということには縁遠い。しかし，いずれもその基礎は経穴にある。

　経穴の位置は，先ずその標準的な部位を測定して凡そ経穴の位置を知り，その部位の狭い範囲のうちに経穴の正しい位置を定める。経穴の正確な位置を探知する方法は既に述べた。

　鍼灸治療の具体的展開は以上の如くであるが，その鍼灸施術の基礎は経穴の標準部位にある。これは疑いのないところである。世界の鍼灸の諸研究者が提唱している経穴とその位置は一致しているわけではない。これは，鍼灸治療が諸国において長い歴史を有していることにもよる。ところで，研究の成果を比較検討するためには，共通する経穴の標準部位の上に立って論ずることが必要であるから，これについて大方の合意をとりつけなければならない。経穴の部位が定まれば，経穴の大要も，また，定まる，というものである。

　私は，以上のような観点に立って，諸研究者に共通する経穴の部位の使用を広めることに重要な意義を認める。そこで，日本経穴委員会の研究成果である「経穴の標準化」を，日本東洋医学会雑誌に報告して，鍼灸に携わる諸研究家の用に供したことがある[1]。

日本経穴委員会の研究成果—経穴の標準化—を，日本東洋医学会雑誌に以下のように報告して，諸研究家の用に供した[1]。

　鍼灸の経穴は，周知のように，非常に長い歴史の所産であるところから，経穴の名称にしても，経穴の部位にしても，施術者，研究者の総てが一致することはない。

　しかし，世界をみれば，多数の国々に於いて医療として実施され，治病のために研究されているのであるから，何らかの統一した見解が必要であることは論をまたない。

　日本は，日本経穴委員会を組織して，経穴名とその経穴の所属する経絡について国内的合意をとりつけ，長年に亘って海外諸国の主張するところと合致点を見い出すべく努

力してきている。

その結果，WHOにより鍼用語標準化国際会議が催され，開催回数を重ねて，経穴名の標準化に成功した。

経穴名，経絡名の決定の後に，当然その部位に関して論議の起こるところである。日本経穴委員会は，この件について，ようやく結論を得たところである。

日本経穴委員会編・標準経穴学は，経絡名，経穴名，コードネーム，および経穴の基準点と基準尺度に基づく経穴の標準部位を記述している。鍼灸施術の際に用いる経穴について，正確な知識を所持することは必要なことである。

Ⅰ．基準と尺度

標準経穴学によれば，経穴の部位決定の基準が必要であるから，これを次のようにして定めたとしている。

……経穴の部位を表示するのに骨の突出部，腱の側面，または皮膚の屈曲線などで，解剖的に表示できる経穴は問題ないが，筋肉中で基準のない250余（70％）の経穴は部位の決定が困難である。古来から経穴の位置を定める基準として寸（Cun）を単位にしてきたが，日本経穴委員会で古典に記されている基準尺度について身体各部を実測すると，1寸（Cun）の長さは長短はなはだしい差があって，部位を定める基準にならないことが判明した。そこで，体格の長短，肥痩に関係なく，身体の各部に合理的な経穴の位置を定める方法として，基準点間の尺度に対し，基準点から経穴までの距離を分数による比例配分で割り込む方法を採用すると，43ヵ所の基準尺度をそれぞれ記憶しなくても，正確な経穴の位置を定めることに成功した。

以上の考えにもとづいて，日本経穴委員会では経穴の位置を定める条件を設定し，部位を研究した結果が次のとおりである。……

1．基準尺度の設定

経穴の位置を規定するために，身体各部の長さを定める。これを基準尺度と呼ぶ。この基準尺度のうち『霊枢―骨度篇14』によるものを霊枢尺度とする。

『霊枢』に記載された基準点が不確定で，誤差を生じやすいときは，新しい基準点を設定し『霊枢―骨度篇』に記載されている尺度との相違を実測によって計算し，新しい尺度をもって基準とする。これを変換尺度と呼ぶ（例：胸部）。

『鍼灸甲乙経』以後の文献には，霊枢尺度と異なった長さを記載しているものがある。これを臨床尺度と呼ぶ（例：下腹部，肩甲部）。

基準尺度の両端は，体表から確認可能な部位によって定める。これを基準点と呼ぶ。この基準点はときにすでに定めた経穴をあてることもある。

経穴の部位を解剖学的に表示できないときは，その部位の基準尺度に従ってその間の経穴を比例配分する。

2．経穴部位の表示

経穴の標準部位は体表解剖学によって表示する。それが不可能なときには，基準尺度

に対し経穴の距離に応じて配分する。

基準尺度によって経穴の位置を記載するには，基準尺度を分母とし，基準点から経穴までの距離を分子とした分数で表示する。

3．基準点

(1) 頭部

① 頭頂点：頭頂部の正中線（頭1行）における最高点

② 髪際点：頭前髪際と正中線（頭1行）との交点

③ 額間点：髪際点と頭前髪際の外角との中央

④ 後頭点：正中線上（頭1行）で後頭隆起の頂点

(2) 顔面部

① 眉間点：鼻根と眉との間の前正中線のうち，側方から見て最も前方に突出している点

② 鼻尖点：鼻尖のうち，最も前方に突出している点

③ 鼻下点：鼻中隔の皮膚下縁が上唇の皮膚表面に移行する点

④ 上唇点：上唇において赤唇縁の最高点をとおる水平線と正中線との交点

⑤ オトガイ点：下顎下縁のうち，前正中線上において，最も下方に突出している点

⑥ 外眼角点：眼裂外角において上下眼瞼縁があい接する点

⑦ 耳上対点：耳輪上縁の最も上方に突出している高さに対応する側頭部の点

⑧ 上耳底点：耳介が側頭部皮膚に移行する部位の上端の点

⑨ 下耳底点：耳介が下顎骨後縁の皮膚に移行する部位の下端の点

⑩ 耳輪点：耳輪のうち，最も後方に突出している点

⑪ 耳珠点：耳珠軟骨部の上縁が耳輪脚基部の側頭部皮膚に移行する点

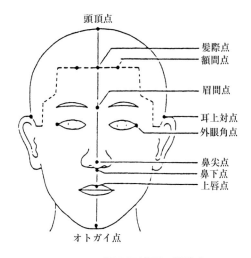

図Ⅰ-1　顔面部前面の基準点

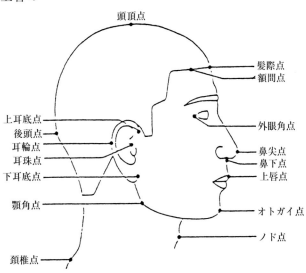

図Ⅰ-2　顔面部側面の基準点

⑫ 顎角点：下顎角のうち，最も外側に突出している点
(3) 頸部
① ノド点：喉頭隆起の頂点
② 頸椎点：第7頸椎棘突起の先端の点
(4) 胸部
① 胸骨上点：胸骨柄の上縁の頸切痕と前正中線との交点
② 胸骨端点：胸骨体の下端と前正中線との交点
③ 烏口点：肩甲骨烏口突起内縁の最も突出している点
④ 季肋点：中腋窩線と肋骨弓との交点
(5) 腹部
① 臍点：臍の中央
② 恥骨点：恥骨結合の上縁と前正中線（腹1行）との交点
③ 前腸棘点：上前腸骨棘の最も下位にある点
④ 腸棘内点：上前腸骨棘内縁の最も内側に突出する点
(6) 背部
① 肩甲点：上肢を下垂し体幹につけて，肩甲骨の内側縁の最も内側の点
(7) 仙骨部
① 十七椎：第5腰椎棘突起の下縁と正中仙骨稜の上縁との中央
② 仙角点：左右の仙骨角先端の中央
③ 後腸棘点：上後腸骨棘の最も後方に突出した点
④ 股関点：中腋窩線上で，前腸棘点の高さと恥骨点の高さとの中央
(8) 下肢部
① 膝蓋底点：膝蓋骨底の最上点
② 膝隙点：膝蓋骨尖の下縁と脛骨上縁との中央
③ 膝脾点：脛骨内側顆の下縁と脛骨内側縁との接点（陰陵泉）の直後の垂線

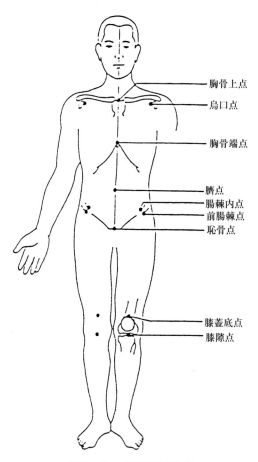

図Ⅰ-3　前面の基準点

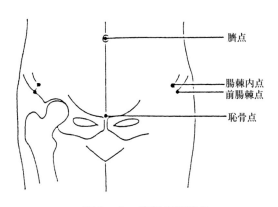

図Ⅰ-4　腹部の基準点

Ⅱ. 治療法の考え方

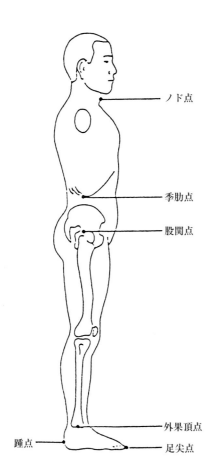

図Ⅰ-5 側面の基準点

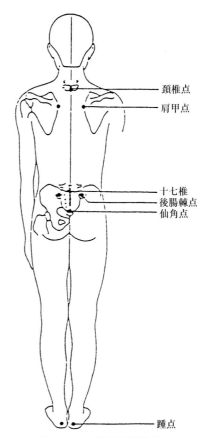

図Ⅰ-6 背面の基準点

と，膝隙点の高さとの交点
④ 膝腎点：半腱様筋腱と半膜様筋腱との間で膝隙点の高さ
⑤ 内果頂点：脛骨内果の最も内方に突出した点
⑥ 外果頂点：腓骨外果の最も外方に突出した点
⑦ 踵点：踵骨隆起の最も後方に突出した点
⑧ 足尖点：踵点から最も遠い足指の先端

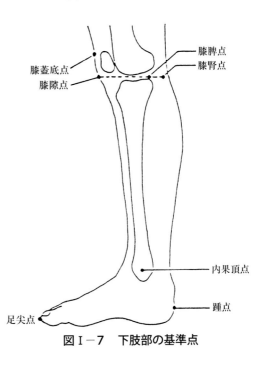

図Ⅰ-7 下肢部の基準点

4. 取穴上の基本線

(1) **頭部**
① 頭1行：頭部正中線上で，神庭（髪際点）から脳戸（後頭点）までの直線
② 頭2行：曲差から玉枕までの直線
③ 頭3行：額間点から脳空までの直線

(2) **胸部**
① 胸1行：前正中線上で，胸骨上点から胸骨端点までの垂線
② 胸2行：胸1行と雲門との間で，胸1行から1/3の垂線上の，兪府から歩廊まで
③ 胸3行：1行と雲門との間の，雲門から1/3の垂線上の，気戸から乳根まで
④ 胸4行：烏口点の垂直線上で，雲門から食竇まで

(3) **腹部**
① 腹1行：前正中線上で，胸点端点から恥骨点まで
② 腹2行：腹1行と腸棘内点との間の，腹1行から1/8の垂線上で，幽門から横骨まで
③ 腹3行：腹1行と腸棘内点との中央の垂線上で，不容から気衝まで
④ 腹4行：腹1行と腸棘内点との間の，腸棘内点から1/8の垂線上で，期門から衝門まで

(4) **背部**
① 背1行：後正中線上で，大椎から長強まで
② 背2行：背1行と肩甲点との中央の垂線上で，大杼から白環兪まで
③ 背3行：肩甲点の垂線上で，肩外兪から秩辺まで

5. 髪際の取穴

(1) **頭部**
① 頭前髪際：頭頂部における毛髪と額との境界
② 頭後髪際：後頸部におけるほぼ水平に位置する毛髪と皮膚との境界
③ 側頭前髪際：前頭部側方のほぼ垂直な毛髪と額との境界
④ 側頭下髪際：側頭前髪際の下端から後方へ，ほぼ水平な毛髪と頬部との境界

(2) **顔面部**
① 前兌髪際：側頭下髪際の後端から，ほぼ垂直に下行する毛髪と皮膚との境界
② 後兌髪際：耳と相対する毛髪と皮膚の境界

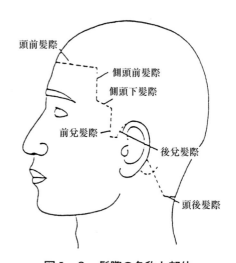

図Ⅰ-8　髪際の名称と部位

6. 基準尺度

基準尺度には経穴決定の条件で説明したとおり，3種類がある。霊枢尺度とは『霊枢―骨度篇』に記載されている両側の基準点間の距離を表わしたものである。変換尺度とは

骨度篇に記載された距離を基準にして，体表から触れやすい部位に基準点を変換し，その長さを示したものである。臨床尺度とは『鍼灸甲乙経』以下の文献に記載された，取穴上の距離である。その全体の基準尺度は43ヵ所になった。

(1) 頭
　① 左右の頭維間（頭前髪際に沿う）―臨床尺度9寸
　② 髪際点～頭後髪際中央（皮膚に沿う）―霊枢尺度1尺2寸
　③ 髪際点～後頭点（皮膚に沿う）―変換尺度9寸5分
　④ 頭頂点～耳上対点（頭皮に沿う）―臨床尺度5寸
　⑤ 頭頂点～耳輪点（頭皮に沿う）―臨床尺度6寸

(2) 顔面部
　① 髪際点～オトガイ点（鼻尖を通る最短距離）―霊枢尺度1尺
　② 髪際点～眉間点―霊枢尺度3寸
　③ 左右の耳珠点間（鼻下を通る）―霊枢尺度1尺3寸
　④ 下耳底点～顎角点―臨床尺度1寸5分
　⑤ 外眼角点～頬骨前頭突起外縁―臨床尺度1寸5分

(3) 頸部
　① ノド点～胸骨上点―霊枢尺度4寸
　② 左右の完骨間（項部の皮膚に沿う）―霊枢尺度9寸
　③ 後頭点～頸椎点（項部の皮膚に沿う）―変換尺度5寸

(4) 胸部
　① 左右の雲門間―変換尺度1尺2寸
　② 左右の乳頭間―霊枢尺度9寸5分
　③ 胸骨上点～胸骨端点―霊枢尺度9寸

(5) 腹部
　① 胸骨端点～臍点―霊枢尺度8寸
　② 臍点～恥骨点―霊枢尺度6寸5分
　③ 左右の腸棘内点間―臨床尺度8寸

(6) 側胸・側腹部
　① 極泉～季肋点―霊枢尺度1尺2寸
　② 季肋点～股関点―霊枢尺度6寸
　③ 淵腋～乳頭（立位，上肢90°外転位）―臨床尺度6寸

(7) 背部
　① 後正中線～肩甲点―臨床尺度3寸

(8) 仙骨部
　① 十七椎～仙角点―臨床尺度5寸
　② 後正中線～後腸棘点―臨床尺度2寸3分

(9) 肩甲骨
　① 臑兪～肩甲骨下角―臨床尺度7寸5分

(10) 上肢部
　① 大椎～肩髃（上肢90°外転位）―変換尺度7寸
　② 肩髃～曲池（上肢90°外転位）―変換尺度1尺
　③ 曲池～陽谿―霊枢尺度1尺2寸5分

(11) 大腿部
　① 恥骨点～膝隙点の高さ―変換尺度2尺
　② 大腿骨内側上顆上縁～膝隙点の高さ―変換尺度2寸
　③ 膝蓋底点～膝隙点―臨床尺度（内側→3.35寸，外側→3寸）
　④ 前腸棘点～膝隙点の高さ―変換尺度2尺

⑤ 前腸棘点～恥骨点の高さ—変換尺度 2寸
⑥ 殿溝～膝窩屈曲線（大腿後面正中）— 臨床尺度1尺6寸

(12) 下腿部
① 膝隙点の高さ～内果頂点—変換尺度 1尺4寸5分
② 膝隙点の高さ～脛骨内側顆下縁—変換尺度1寸5分
③ 膝隙点の高さ～外果頂点—霊枢尺度 1尺6寸
④ 委中～踵骨隆起上縁中央—霊枢尺度 1尺6寸

(13) 足部
① 内果頂点～床面—霊枢尺度3寸
② 外果頂点～床面—変換尺度2寸5分
③ 踵点～足尖点—霊枢尺度1尺2寸
④ 解谿～内庭—臨床尺度6寸5分

II．経絡・経穴の名称と部位

経穴の部位を定める条件と基準に従い，各経絡に準じて361穴の部位を示すと以下のとおりである。

1．手太陰肺経

Te no Taiinhaikei

(1) L 1　中府 Chūfu
　　烏口点
(2) L 2　雲門 Unmon
　　胸4行上で鎖骨の下縁
(3) L 3　天府 Tempu
　　上腕を90°外転し，雲門と尺沢を結ぶ線上で，臂臑の高さ
(4) L 4　侠白 Kyōhaku
　　上腕を90°外転し，雲門と尺沢を結ぶ線上で，肩髃と曲池の中央の高さ
(5) L 5　尺沢 Shakutaku
　　肘窩屈曲線上で，上腕二頭筋腱の橈側
(6) L 6　孔最 Kōsai
　　太淵と尺沢の間で，尺沢から約1/3（4/12.5）
(7) L 7　列缺 Rekketsu
　　太淵と尺沢の間で，太淵から約1/8（1.5/12.5）の高さにおいて，橈骨の前外側
(8) L 8　経渠 Keikyo
　　太淵と尺沢の間で，太淵から約1/12（1/12.5）で橈骨動脈上
(9) L 9　太淵 Taien
　　手関節掌面の屈曲線上で，橈骨動脈との交点
(10) L 10　魚際 Gyosai
　　第1中手骨頭橈側の上縁で，手背と手掌の皮膚の境界
(11) L 11　少商 Shōshō
　　手第1指橈側の爪潜入縁から上方へ，中指同身寸の1/10

2．手陽明大腸経

Te no Yōmeidaichōkei

(1) L I 1　商陽 Shōyō
　　手第2指橈側の爪潜入縁から上方へ，中指同身寸の1/10
(2) L I 2　二間 Jikan
　　手第2指の基節骨底橈側の下縁
(3) L I 3　三間 Sankan
　　手第2中手骨頭橈側の上縁
(4) L I 4　合谷 Gōkoku
　　手背の第1，第2中手骨底の間の下縁
(5) L I 5　陽谿 Yōkei

手関節橈側の屈曲線上で，長母指伸筋腱と短母指伸筋腱の中央

(6) L I 6 　偏歴 Henreki
陽谿と曲池の間で，陽谿から約1/4（3/12.5）

(7) L I 7 　温溜 Onryū
陽谿と曲池の中央

(8) L I 8 　下廉 Geren
陽谿と曲池の間で，曲池から約1/3（4/12.5）

(9) L I 9 　上廉 Jōren
陽谿と曲池の間で，曲池から約1/4（3/12.5）

(10) L I 10　手三里 Te no Sanri
陽谿と曲池の間で，曲池から約1/6（2/12.5）

(11) L I 11　曲池 Kyokuchi
肘窩屈曲線の高さで，上腕骨外側上顆の前縁と，上腕二頭筋腱の橈側との間で外方1/3

(12) L I 12　肘髎 Chūryō
上腕骨外側上顆の前上縁

(13) L I 13　手五里 Te no Gori
上腕を90°外転し，曲池と肩髃を結ぶ線上で，曲池から約1/3（3/10）

(14) L I 14　臂臑 Hiju
上腕を90°外転し，曲池と肩髃を結ぶ線上で，肩髃から約1/3（3/10）

(15) L I 15　肩髃 Kengū
上腕を90°外転し，肩峰外端と上腕骨頭上縁との中央

(16) L I 16　巨骨 Kokotsu
肩鎖関節の内縁

(17) L I 17　天鼎 Tentei
扶突とその直下の鎖骨上縁との間で，扶突から1/4

(18) L I 18　扶突 Futotsu
人迎と天窓との中央で，胸鎖乳突筋上

(19) L I 19　禾髎 Karyō
水溝の高さと，鼻孔の中央を通る垂線との交点

(20) L I 20　迎香 Geikō
鼻下点の高さと，鼻翼外端を通る垂線との交点

3．足陽明胃経
Ashi no Yōmeiikei

(1) S 1 　承泣 Shōkyū
瞳孔を通る垂線上の眼窩下縁

(2) S 2 　四白 Shihaku
瞳孔を通る垂線上の下眼窩孔

(3) S 3 　巨髎 Koryō
鼻下点の高さと，瞳孔を通る垂線との交点

(4) S 4 　地倉 Chisō
口角の高さと，瞳孔を通る垂線との交点

(5) S 5 　大迎 Daigei
顎角点と承漿との間で，顎角点から1/5（1.3/6.5）

(6) S 6 　頬車 Kyōsha
上顎枝の外側縁で，下耳底点と顎角点とのほぼ中央（0.8/1.5）

(7) S 7 　下関 Gekan
上関を通る垂線上で，頬骨弓下縁

(8) S 8 　前維 Zui
頭前髪際と側頭前髪際との接点

(9) S 9 　人迎 Jingei
ノド点の高さで，胸鎖乳突筋前縁の総頸動脈部

(10) S 10　水突 Suitotsu

人迎と気舎との中央の高さで，胸鎖乳突筋の前縁

(11) S 11　気舎 Kisha
人迎の垂線上で，小鎖骨上窩の鎖骨上縁

(12) S 12　缺盆 Ketsubon
気戸の垂線上で，大鎖骨上窩の鎖骨上縁

(13) S 13　気戸 Kiko
胸3行上で鎖骨の下縁

(14) S 14　庫房 Kobō
胸3行上で第1肋間の中央

(15) S 15　屋翳 Okuei
胸3行上で第2肋間の中央

(16) S 16　膺窓 Yōsō
胸3行上第3肋間の中央

(17) S 17　乳中 Nyūchū
乳頭の中央

(18) S 18　乳根 Nyūkon
胸3行上で第5肋間の中央

(19) S 19　不容 Fuyō
腹3行上で巨闕の高さ

(20) S 20　承満 Shōman
不容と天枢との間で，不容から1/6（1.1/6.5）

(21) S 21　梁門 Ryōmon
不容と天枢との間で，不容から1/3（2/6）

(22) S 22　関門 Kanmon
不容と天枢の中央（3/6）

(23) S 23　太乙 Taiitsu
不容と天枢との間で，天枢から1/3（2/6）

(24) S 24　滑肉門 Katsunikumon
不容と天枢との間で，天枢から1/6（1.1/6.5）

(25) S 25　天枢 Tensū
腹3行上で臍点の高さ

(26) S 26　外陵 Gairyō
天枢と気衝との間で，天枢から約1/8（0.8/6.5）

(27) S 27　大巨 Daiko
天枢と気衝との間で，天枢から約1/4（1.6/6.5）

(28) S 28　水道 Suidō
大巨と気衝との中央

(29) S 29　帰来 Kirai
天枢と気衝との間で，気衝から約1/8（0.8/6.5）

(30) S 30　気衝 Kishō
腹3行上で恥骨点の高さ

(31) S 31　髀関 Hikan
前腸棘点と犢鼻の間で，前腸棘点から1/4（5/20）

(32) S 32　伏兎 Fukuto
前腸棘点と犢鼻の間で，恥骨点の高さと犢鼻の中央

(33) S 33　陰市 Inshi
前腸棘点と犢鼻の間で，犢鼻から約1/3（6/20）

(34) S 34　梁丘 Ryōkyū
前腸棘点と犢鼻の間で，犢鼻から約1/4（5/20）

(35) S 35　犢鼻 Tokubi
膝隙点の高さで，膝蓋靱帯の外縁

(36) S 36　足三里 Ashi no Sanri
脛骨粗面下縁の高さにおいて，脛骨前縁と腓骨頭の垂線との間で，脛骨前縁から1/3

(37) S 37　上巨虚 Jōkokyo
犢鼻と解谿の間で，犢鼻から約2/5（6.5/15.5）

(38) S 38　条口 Jōkō
犢鼻と解谿のほぼ中央（7.5/15.5）

⑶⑼　S 39　下巨虚 Gekokyo
　　犢鼻と解谿の間で，解谿から約2/5（6.5/15.5）

⑷⓪　S 40　豊隆 Hōryū
　　犢鼻と解谿のほぼ中央（7.5/15.5）の，脛骨前縁と腓骨外縁との中央

⑷⑴　S 41　解谿 Kaikei
　　距腿関節背面の屈曲線上で，足の長母指伸筋腱と長指伸筋腱の間

⑷⑵　S 42　衝陽 Shōyō
　　内庭と解谿の間で，解谿から約1/4（1.5/6.5）の足背動脈の拍動部

⑷⑶　S 43　陥谷 Kankoku
　　内庭と解谿の間で，内庭から約1/3（2/6.5）

⑷⑷　S 44　内庭 Naitei
　　足背の第2・第3指基節骨底間の前縁

⑷⑸　S 45　厲兌 Reida
　　足第2指外側の爪潜入縁から後方へ，中指同身寸の1/10

4．足太陰脾経
Ashi no Taiinhikei

⑴　S p 1　隠白 Impaku
　　足第1指内側の爪潜入縁から後方へ，中指同身寸の1/10

⑵　S p 2　大都 Daito
　　第1中足骨頭の内側後縁で，足背と足底の皮膚の境界

⑶　S p 3　太白 Taihaku
　　大都の垂線と足底の水平線との交点

⑷　S p 4　公孫 Kōson
　　第1中足骨底の内側前縁

⑸　S p 5　商丘 Shōkyū
　　脛骨内果の前縁と下縁との接点の直前

⑹　S p 6　三陰交 Saninkō
　　膝脾点と内果頂点との間で，内果頂点から約1/5（3/14.5）の高さの脛骨内側縁の直後

⑺　S p 7　漏谷 Rōkoku
　　膝脾点と内果頂点との間で，内果頂点から約2/5（6/14.5）の高さの脛骨内側縁の直後

⑻　S p 8　地機 Chiki
　　膝脾点と内果頂点の間で，膝隙点から約1/3（5/14.5）の高さで，脛骨内側縁の直後

⑼　S p 9　陰陵泉 Inryōsen
　　脛骨内側顆の下縁と脛骨内側縁との接点の直後

⑽　S p 10　血海 Kekkai
　　衝門と膝蓋骨内縁の直下にあたる膝隙点の高さとの間で，膝隙点の高さから約1/3（5.85/20）

⑾　S p 11　箕門 Kimon
　　衝門と膝蓋骨内縁の直下に当たる膝隙点の高さとの間で，衝門から約2/5（8.3/20）

⑿　S p 12　衝門 Shōmon
　　腹4行上で，恥骨点の高さ

⒀　S p 13　府舎 Fusha
　　大横と衝門との間で，衝門から約1/8（0.9/6.5）

⒁　S p 14　腹結 Fukketsu
　　大横と衝門との間で，大横から約1/4（1.7/6.5）

⒂　S p 15　大横 Daiō
　　腹4行上で臍点の高さ

⒃　S p 16　腹哀 Fukuai
　　期門と大横の中央（3/6）

⒄　S p 17　食竇 Shokutoku

113

胸4行上で第5肋間の中央
(18) S p 18　天谿 Tenkei
胸4行上で第4肋間の中央
(19) S p 19　胸郷 Kyōkyō
胸4行上で第3肋間の中央
(20) S p 20　周栄 Shūei
胸4行と，第2肋間　屋翳の水平線との交点
(21) S p 21　大包 Daihō
上肢を90°外転し，極泉と季肋点との中央（6/12）

5．手少陰心経
Te no Shōinshinkei

(1) H 1　極泉 Kyokusen
上肢を下垂して腋窩屈曲線上の前端と後端に仮点を定め，上肢を90°外転した前記の仮点の中央
(2) H 2　青霊 Seirei
上腕を90°外転し，少海と極泉を結ぶ線上で手五里の高さ
(3) H 3　少海 Shōkai
肘窩屈曲線上で，上腕骨内側上顆の橈側縁
(4) H 4　霊道 Reidō
神門と少海の間で，神門から約1/8（1.5/12.5）
(5) H 5　通里 Tsūri
神門と少海の間で，神門から約1/12（1/12.5）
(6) H 6　陰郄 Ingeki
神門と通里の中央
(7) H 7　神門 Shinmon
豆状骨上縁で，尺側手根屈筋腱の橈側
(8) H 8　少府 Shōfu

手掌面の第4，第5中手骨頭間の上縁
(9) H 9　少衝 Shōshō
手第5指橈側の爪潜入縁から上方へ，中指同身寸の1/10

6．手太陽小腸経
Te no Taiyōshōchōkei

(1) S I 1　少沢 Shōtaku
手第5指尺側の爪潜入縁から上方へ，中指同身寸の1/10
(2) S I 2　前谷 Zenkoku
手背で第5指基節骨底の尺側下縁で，屈曲線の先端
(3) S I 3　後谿 Gokei
手背で第5中指骨頭の尺側後縁で，手の横弓の先端
(4) S I 4　腕骨 Wankotsu
手背の尺側で，第5中手骨底と三角骨との間
(5) S I 5　陽谷 Yōkoku
手関節背面の尺側で，尺骨茎状突起の下縁
(6) S I 6　養老 Yōrō
尺骨頭背面の小指側において，陽谷と小海の間で陽谷から約1/12（1/12.5）
(7) S I 7　支正 Shisei
陽谷と小海の間で，陽谷から2/5（5/12.5）
(8) S I 8　小海 Shōkai
上腕骨内側上顆と肘頭の中央
(9) S I 9　肩貞 Kentei
肩甲上腕関節の後面最下部
(10) S I 10　臑兪 Juyu
肩甲上腕関節の肩甲棘下縁
(11) S I 11　天宗 Tensō

肩峰と肩甲棘三角内側縁との間に肩甲棘の中点を求め，その中点と肩甲骨下角との間で，中点から約1/3（3/7.7）

(12) ＳＩ 12　秉風 Heifū
肩甲棘三角内側縁と肩峰との中央で，肩甲棘の上縁

(13) ＳＩ 13　曲垣 Kyokuen
肩甲棘の上縁で，棘上窩の内側縁

(14) ＳＩ 14　肩外兪 Kengaiyu
背3行上で，第1，第2胸椎棘突起間の高さ

(15) ＳＩ 15　肩中兪 Kenchūyu
第7頸椎と第1胸椎棘突起間の高さで，背1行と背3行との間の背3行から1/3

(16) ＳＩ 16　天窓 Tensō
ノド点の高さと，天容の垂線上との交点

(17) ＳＩ 17　天容 Tenyō
顎角点と胸鎖乳突筋前縁の中央

(18) ＳＩ 18　顴髎 Kanryō
外眼角点の垂線上で，頬骨下縁

(19) ＳＩ 19　聴宮 Chōkyū
耳珠中央の高さで，耳珠と下顎頭との中央

7．足太陽膀胱経
Ashi no Taiyōbōkōkei

(1) Ｂ 1　晴明 Seimei
内眼角の高さで，眼窩内縁

(2) Ｂ 2　攅竹 Sanchiku
眉毛の内端

(3) Ｂ 3　眉衝 Bishō
髪際点と曲差との中央

(4) Ｂ 4　曲差 Kyokusa
頭2行上の頭前髪際

(5) Ｂ 5　五処 Gosho
曲差と玉枕との間で，曲差から約1/6（1.6/9.5）

(6) Ｂ 6　承光 Shōkō
曲差と玉枕のほぼ中央（4.7/9.5）

(7) Ｂ 7　通天 Tsūten
曲差と玉枕との間で，玉枕から約1/3（3.2/9.5）

(8) Ｂ 8　絡却 Rakkyaku
曲差と玉枕との間で，玉枕から約1/8（1.1/9.5）

(9) Ｂ 9　玉枕 Gyokuchin
頭2行上で脳戸の高さ

(10) Ｂ 10　天柱 Tenchū
瘂門と完骨との間で，瘂門から1/3

(11) Ｂ 11　大杼 Daijo
背2行上で，第1，第2胸椎棘突起間の高さ

(12) Ｂ 12　風門 Fūmon
背2行上で，第2，第3胸椎棘突起間の高さ

(13) Ｂ 13　肺兪 Haiyu
背2行上で，第3，第4胸椎棘突起間の高さ

(14) Ｂ 14　厥陰兪 Ketsuinyu
背2行上で，第4，第5胸椎棘突起間の高さ

(15) Ｂ 15　心兪 Shinyu
背2行上で，第5，第6胸椎棘突起間の高さ

(16) Ｂ 16　督兪 Tokuyu
背2行上で，第6，第7胸椎棘突起間の高さ

(17) Ｂ 17　膈兪 Kakuyu
背2行上で，第7，第8胸椎棘突起間の高さ

(18) B 18 肝兪 Kanyu
背2行上で，第9，第10胸椎棘突起間の高さ

(19) B 19 胆兪 Tanyu
背2行上で，第10，第11胸椎棘突起間の高さ

(20) B 20 脾兪 Hiyu
背2行上で，第11，第12胸椎棘突起間の高さ

(21) B 21 胃兪 Iyu
背2行上で，第12胸椎棘突起と第1腰椎棘突起間の高さ

(22) B 22 三焦兪 Sanshōyu
背2行上で，第1，第2腰椎棘突起間の高さ

(23) B 23 腎兪 Jinyu
背2行上で，第2，第3腰椎棘突起間の高さ

(24) B 24 気海兪 Kikaiyu
背2行上で，第3，第4腰椎棘突起間の高さ

(25) B 25 大腸兪 Daichōyu
背2行上で，第4，第5腰椎棘突起間の高さ

(26) B 26 関元兪 Kangenyu
背2行上で，第5腰椎棘突起下縁と正中仙骨陵上縁との間の高さ

(27) B 27 小腸兪 Shōchōyu
十七椎と仙角点との間で，十七椎から約1/4 (27/101) の高さと，背2行との交点

(28) B 28 膀胱兪 Bōkōyu
十七椎と仙角点との中央の高さと，背2行との交点

(29) B 29 中膂兪 Chūryoyu
十七椎と仙角点との間で，仙角点から約1/3 (30/101) の高さと，背2行との交点

(30) B 30 白環兪 Hakkanyu
十七椎と仙角点との間で，仙角点から約1/10 (12/101) の高さと，背2行との交点

(31) B 31 上髎 Jyōryō
十七椎と仙角点との間で，十七椎から約1/4 (27/101) の高さと，後腸棘点と背1行の中央との交点

(32) B 32 次髎 Jiryō
十七椎と仙角点との中央の高さと，上髎と下髎を結ぶ直線との交点

(33) B 33 中髎 Chūryō
十七椎と仙角点との間で，仙角点から約1/3 (33/101) の高さと，上髎と下髎を結ぶ直線の交点

(34) B 34 下髎 Geryō
十七椎と仙角点との間で，仙角点から約1/10 (12/101) の高さと，後腸棘点と背1行との間で背1行から約1/3 (17/46) との交点

(35) B 35 会陽 Eyō
尾骨先端の高さで，後腸棘点と背1行の間の背1行から約1.6 (8/46) との交点

(36) B 36 承扶 Shōfu
大腿後面中線と殿溝との交点

(37) B 37 殷門 Inmon
承扶と委中の間で，承扶から約1/3 (6/16)

(38) B 38 浮郄 Fugeki
承扶と委中の間で，委中から1/16の高さで，大腿二頭筋腱内側

(39) B 39 委陽 Iyō
膝窩屈曲線上で，大腿二頭筋腱の内側

(40) B 40 委中 Ichū
膝窩屈曲線と膝窩動脈の交点

Ⅱ．治療法の考え方

(41) B 41 　附分 Fubun
　　背3行上で，第2，第3胸椎棘突起間の高さ

(42) B 42 　魄戸 Hakko
　　背3行上で，第3，第4胸椎棘突起間の高さ

(43) B 43 　膏肓 Kōkō
　　背3行上で，第4，第5胸椎棘突起間の高さ

(44) B 44 　神堂 Shindō
　　背3行上で，第5，第6胸椎棘突起間の高さ

(45) B 45 　譩譆 Iki
　　背3行上で，第6，第7胸椎棘突起間の高さ

(46) B 46 　膈関 Kakukan
　　背3行上で，第7，第8胸椎棘突起間の高さ

(47) B 47 　魂門 Konmon
　　背3行上で，第9，第10胸椎棘突起間の高さ

(48) B 48 　陽綱 Yōkō
　　背3行上で，第10，第11胸椎棘突起間の高さ

(49) B 49 　意舎 Isha
　　背3行上で，第11，第12胸椎棘突起間の高さ

(50) B 50 　胃倉 Isō
　　背3行上で，第12胸椎棘突起と第1腰椎棘突起間の高さ

(51) B 51 　肓門 Kōmon
　　背3行上で，第1，第2腰椎棘突起間の高さ

(52) B 52 　志室 Shishitsu
　　背3行上で，第2，第3腰椎棘突起間の高さ

(53) B 53 　胞肓 Hōkō
　　十七椎と仙角点との中央の高さと，背3行との交点

(54) B 54 　秩辺 Chippen
　　十七椎と仙角点との間で，仙角点から約1/10（12/101）の高さと，背3行との交点

(55) B 55 　合陽 Gōyō
　　委中と踵骨隆起の上縁中央との間で，委中から1/8（2/16）

(56) B 56 　承筋 Shōkin
　　委中と踵骨隆起の上縁中央との間で，委中から約1/3（5/16）

(57) B 57 　承山 Shōzan
　　委中と踵骨隆起の上縁中央との間で，踵骨隆起の上縁から約2/5（7/16）

(58) B 58 　飛揚 Hiyō
　　承山の外側で，崑崙の直上

(59) B 59 　跗陽 Fuyō
　　委中と踵骨隆起の上縁中央との間で，踵骨隆起上縁から約1/5（3/16）の高さで崑崙の直上

(60) B 60 　崑崙 Konron
　　外果頂点の高さで，腓骨外果後縁とアキレス腱の間

(61) B 61 　僕参 Bokushin
　　崑崙とその直下の床面との間で，床面から2/5（1/2.5）

(62) B 62 　申脈 Shinmyaku
　　外果頂点とその直下の床面との間で，外果から2/5（1/2.5）

(63) B 63 　金門 Kinmon
　　外果頂点とその直下の床面との間で，床面から1/5（0.5/2.5）

(64) B 64 　京骨 Keikotsu

117

(65) B 65　束骨 Sokkotsu
第5中足骨頭の外側後縁で，足背と足底との皮膚の境界

(66) B 66　足通谷 Ashi no Tsūkoku
足第5指の基節骨底外側の前縁

(67) B 67　至陰 Shiin
足第5指外側の爪潜入縁から後方へ，中指同身寸の1/10

8．足少陰腎経
Ashi no Shōinjinkei

(1) K 1　湧泉 Yūsen
足尖点と踵点との間で，足尖点から約1/3（80/229）の足底幅の中央

(2) K 2　然谷 Nenkoku
足の内縁で，舟状骨粗面の後下縁

(3) K 3　太谿 Taikei
内果頂点の後方で，後脛骨動脈部

(4) K 4　大鍾 Daishō
踵骨上縁の内後方で，アキレス腱付着部の前縁

(5) K 5　水泉 Suisen
太谿とその垂直下の床面との間で，太谿から1/3

(6) K 6　照海 Shōkai
内果頂点とその垂直下の床面との間で，内果から1/3

(7) K 7　復溜 Fukuryū
膝腎点と太谿との間で，太谿から約1/8（2/14.5）

(8) K 8　交信 Kōshin
復溜の高さで，脛骨内側縁の直後

(9) K 9　築賓 Chikuhin
膝腎点と太谿との間で，太谿から約1/3（5/14.5）

(10) K 10　陰谷 Inkoku
膝窩屈曲線上で，半腱様筋腱と半膜様筋腱の間

(11) K 11　横骨 Ōkotsu
腹2行上で恥骨点の高さ

(12) K 12　大赫 Daikaku
肓兪と横骨との間で，横骨から約1/4（1.4/6.5）

(13) K 13　気穴 Kiketsu
肓兪と横骨との間で，横骨から約1/2（2.9/6.5）

(14) K 14　四満 Shiman
肓兪と横骨との間で，肓兪から約1/3（2.2/6.5）

(15) K 15　中注 Chūchū
肓兪と横骨との間で，肓兪から約1/8（0.7/6.5）

(16) K 16　肓兪 Kōyu
腹2行上で臍の高さ

(17) K 17　商曲 Shōkyoku
幽門と肓兪との間で，肓兪から1/5（1.2/6）

(18) K 18　石関 Sekikan
幽門と肓兪との間で，肓兪から2/5（2.4/6）

(19) K 19　陰都 Into
幽門と肓兪との間で，幽門から2/5（2.4/6）

(20) K 20　腹通谷 Hara no Tsūkoku
幽門と肓兪との間で，幽門から1/5（1.2/6）

(21) K 21　幽門 Yūmon
腹2行上で巨闕の高さ

(22) K 22　歩廊 Horō
胸2行上で第5肋間の中央

(23) K 23　神封 Shimpō
胸2行上で第4肋間の中央

⑷ K 24　霊墟 Reikyo
　　胸2行上で第3肋骨の中央
⑸ K 25　神蔵 Shinzō
　　胸2行上で第2肋間の中央
⑹ K 26　彧中 Ikuchū
　　胸2行上で第1肋間の中央
⑺ K 27　兪府 Yufu
　　胸2行上で鎖骨の下縁

9．手厥陰心包経
Te no Ketsuinshimpōkei

⑴ P 1　天池 Tenchi
　　乳頭と淵腋との間で，乳頭から1/6
⑵ P 2　天泉 Tensen
　　上腕を90°外転し，曲沢から上方へ肺経と心経の中央を通る線上で，曲池と肩髃の間で曲池から1/5の高さ
⑶ P 3　曲沢 Kyokutaku
　　肘窩屈曲線上で，上腕二頭筋腱の尺側
⑷ P 4　郄門 Gekimon
　　大陵と曲沢の間で，大陵から2/5（5/12.5）
⑸ P 5　間使 Kanshi
　　大陵と曲沢の間で，大陵から約1/4（3/12.5）で橈側手根屈筋腱と長掌筋腱の間
⑹ P 6　内関 Naikan
　　大陵と曲沢の間で，大陵から約1/6（2/12.5）
⑺ P 7　大陵 Dairyō
　　手関節掌面の屈曲線上で，橈骨手根屈筋腱と長掌筋腱との間
⑻ P 8　労宮 Rōkyū
　　手掌面の第2，第3中手骨底の下縁
⑼ P 9　中衝 Chūshō
　　手第3指橈側の爪潜入縁から上方へ，中指同身寸の1/10

10．手少陽三焦経
Te no Shōyōsanshōkei

⑴ TE 1　関衝 Kanshō
　　手第4指尺側の爪潜入縁から上方へ，中指同身寸の1/10
⑵ TE 2　液門 Ekimon
　　手背の第4，第5指基節骨底の間の下縁
⑶ TE 3　中渚 Chūsho
　　手背の第4，第5中手骨頭の間の上縁
⑷ TE 4　陽池 Yōchi
　　手の関節を背屈して生じる屈曲線上で，橈側と尺側の中央
⑸ TE 5　外関 Gaikan
　　陽池と天井の間で，陽池から約1/6（2/12.5）
⑹ TE 6　支溝 Shikō
　　陽池と天井の間で，陽池から約1/4（3/12.5）
⑺ TE 7　会宗 Esō
　　陽池と天井の間で，陽池から約1/4（3/12.5）の尺骨の橈側縁
⑻ TE 8　三陽絡 Sanyōraku
　　陽池と天井の間で，陽池から約1/3（4/12.5）
⑼ TE 9　四瀆 Shitoku
　　陽池と天井の間で，天井から2/5（5/12.5）
⑽ TE 10　天井 Tensei
　　肘頭の上縁のくぼみ
⑾ TE 11　清冷淵 Seireien
　　上腕を90°外転し，天井と肩髎を結ぶ線上で，曲池と肩髃との間の，曲池から1/10の高さ
⑿ TE 12　消濼 Shōreki
　　上腕を90°外転し，天井と肩髎との中央

⒀　TE 13　臑会 Jue
　　上腕を90°外転し天井と肩髎を結ぶ線上で，腎臑の高さ

⒁　TE 14　肩髎 Kenryō
　　肩峰の外下縁のくぼみ

⒂　TE 15　天髎 Tenryō
　　肩甲骨の上角

⒃　TE 16　天牖 Tenyō
　　天柱と天容を結んだ線と，完骨の垂線との交点

⒄　TE 17　翳風 Eifū
　　側頭骨乳様突起先端と下顎骨後縁との間のくぼみ

⒅　TE 18　瘈脈 Keimyaku
　　耳介外側縁の弧に沿って，角孫と翳風との間の，翳風から1/3の側頭部

⒆　TE 19　顱息 Rosoku
　　耳介外側縁の弧に沿って，角孫と翳風との間の，角孫から1/3の側頭部

⒇　TE 20　角孫 Kakuson
　　耳上対点

㉑　TE 21　耳門 Jimon
　　耳介の前切痕

㉒　TE 22　和髎 Waryō
　　後兌髪際の頬骨弓上縁

㉓　TE 23　糸竹空 Shichikukū
　　眉毛外端で，前頭骨頬骨突起の外側縁

11. 足少陽胆経
Ashi no Shōyōtankei

⑴　G 1　瞳子髎 Dōshiryō
　　外眼角点と頬骨前頭突起の外縁との間で，外眼角点から1/3（0.5/1.5）

⑵　G 2　聴会 Chōe
　　耳珠の下縁と下顎枝後縁との中央

⑶　G 3　上関 Jōkan
　　瞳子髎と側頭前髪際との中央を通る垂線上で，頬骨弓上縁

⑷　G 4　頷厭 Ganen
　　側頭前髪際と側頭下髪際との接点

⑸　G 5　懸顱 Kenro
　　頷厭と懸釐との中央

⑹　G 6　懸釐 Kenri
　　側頭下髪際と前兌髪際との接点

⑺　G 7　曲鬢 Kyokubin
　　上耳底点の垂線上で，眼窩上縁の高さ

⑻　G 8　率谷 Sokkoku
　　頭頂点と耳上対点との間で，耳上対点から約1/4

⑼　G 9　天衝 Tenshō
　　頭頂点と耳輪点との間で，耳輪点から1/3

⑽　G 10　浮白 Fuhaku
　　天衝と耳輪点との中央

⑾　G 11　頭竅陰 Atama no Kyōin
　　完骨の垂線上で，後頭骨上項線の下縁

⑿　G 12　完骨 Kankotsu
　　側頭骨の乳突切痕

⒀　G 13　本神 Honshin
　　髪際点と頭維との間で，頭維から1/3（1.5/4.5）

⒁　G 14　陽白 Yōhaku
　　瞳孔の垂線上で，頭前髪際と眉との間の眉から1/3

⒂　G 15　頭臨泣 Atama no Rinkyū
　　頭3行上の額間点と脳空との間で，額間点から約1/8（1.2/9.5）

⒃　G 16　目窓 Mokusō
　　額間点と脳空との間で額間点から約1/4（1.9/9.5）

(17) G 17　正営 Shōei
　　額間点と脳空とのほぼ中央（4.7/9.5）

(18) G 18　承霊 Shōrei
　　額間点と脳空との間で，脳空から約1/4（2.6/9.5）

(19) G 19　脳空 Nōkū
　　頭3行上で後頭骨上項線の下縁

(20) G 20　風池 Fūchi
　　側頭骨乳様突起下縁の高さと，後正中線と完骨の中央の垂線との交点

(21) G 21　肩井 Kensei
　　頸椎点と肩峰外端との中央

(22) G 22　淵腋 Eneki
　　上肢を90°外転し，極泉と季肋点との間で，極泉から1/4（3/12）

(23) G 23　輒筋 Chōkin
　　淵腋と乳頭との間で，淵腋から1/6

(24) G 24　日月 Jitsugetsu
　　期門と大横との間で，期門から1/4（1.5/6）

(25) G 25　京門 Keimon
　　第12肋骨の先端

(26) G 26　帯脈 Taimyaku
　　季肋点と股関点との間で，季肋点から約1/5（1.2/6）

(27) G 27　五枢 Gosū
　　季肋点と股関点とのほぼ中央

(28) G 28　維道 Idō
　　章門と環跳との間で，環跳から約2/5（2.6/6）

(29) G 29　居髎 Kyoryō
　　章門と環跳との間で，環跳から約1/10（0.7/6）

(30) G 30　環跳 Kanchō
　　前腸棘点の高さと恥骨点の高さとの中央点の高さを定める。そして，前腸棘点から前正中線までの1/3の長さを，前腸棘点から外方へ移行する。その部の垂線と先に定めた高さとの交点

(31) G 31　風市 Fūshi
　　恥骨点の高さと膝隙点の高さとの中央点の高さで，大腿最外側

(32) G 32　中瀆 Chūtoku
　　前腸棘点の高さと膝隙点の高さとの間で，膝隙点の高さから約2/5（8/20）の大腿最外側

(33) G 33　膝陽関 Hiza no Yōkan
　　大腿骨外側上顆の上縁で，腸脛靱帯の後縁

(34) G 34　陽陵泉 Yōryōsen
　　腓骨頭の前下縁

(35) G 35　陽交 Yōkō
　　腓骨頭下縁と外果頂点との中央の高さで，腓骨の後縁

(36) G 36　外丘 Gaikyū
　　腓骨頭下縁と外果頂点との中央で，腓骨の前縁

(37) G 37　光明 Kōmei
　　膝隙点の高さの最外側と外果頂点との間で，外果から約1/3（5/16）

(38) G 38　陽輔 Yōho
　　膝隙点の高さの最外側と外果頂点との間で，外果から1/4（4/16）

(39) G 39　懸鍾 Kenshō
　　膝隙点の高さの最外側と外果頂点との間で，外果から約1/5（3/16）

(40) G 40　丘墟 Kyūkyo
　　腓骨外果の下縁と前縁との接点の直前

(41) G 41　足臨泣 Ashi no Rinkyū
　　足背の第4，第5中足骨間の骨底と骨頭

の中央で，足の長指伸筋の小指腱の外側

⑷₂ G 42　地五会 Chigoe
足背の第4，第5中足骨頭間の後縁

⑷₃ G 43　俠谿 Kyōkei
足背の第4，第5指基節骨底間の前縁

⑷₄ G 44　足竅陰 Ashi no Kyōin
足第4指外側の爪潜入縁から後方へ，中指同身寸の1/10

12. 足厥陰肝経
Ashi no ketsuinkankei

⑴ Ｌｉｖ1　大敦 Daiton
足第1指外側の爪潜入縁から後方へ，中指同身寸の1/10

⑵ Ｌｉｖ2　行間 Kōkan
足背の第1，第2指の基節骨底間の前縁

⑶ Ｌｉｖ3　太衝 Taishō
足背の第1，第2中足骨底間の前縁

⑷ Ｌｉｖ4　中封 Chūhō
距腿関節の屈曲線上で，前脛骨筋腱の内側

⑸ Ｌｉｖ5　蠡溝 Reikō
曲泉と内果頂点との間で，内果から約1/3（5/14.5）の高さにおいて，脛骨内側面の中央

⑹ Ｌｉｖ6　中都 Chūto
曲泉と内果頂点とのほぼ中央（7/14.5）の高さで，膝骨内側面の中央

⑺ Ｌｉｖ7　膝関 Shitsukan
曲泉と内果頂点との間で，曲泉から約1/8（2/14.5）

⑻ Ｌｉｖ8　曲泉 Kyokusen
膝隙点の高さで，縫工筋の前縁

⑼ Ｌｉｖ9　陰包 Impō
曲泉と気衝の間で，曲泉から約1/3（7.4/20）

⑽ Ｌｉｖ10　足五里 Ashi no Gori
曲泉と気衝の間で，気衝から約1/6（3/20）

⑾ Ｌｉｖ11　陰廉 Inren
気衝と足五里の間で，足五里から1/3

⑿ Ｌｉｖ12　急脈 Kyūmyaku
気衝と衝門の間で，気衝から1/3の垂線と，恥骨結合下縁の高さとの交点

⒀ Ｌｉｖ13　章門 Shōmon
第11肋骨の先端

⒁ Ｌｉｖ14　期門 Kimon
腹4行上で巨闕の高さ

13. 督　脈
Tokumyaku

⑴ ＧＶ1　長強 Chōkyō
尾骨の先端

⑵ ＧＶ2　腰兪 Yōyu
十七椎と仙角点との間で，仙角点から約1/10（12/101）

⑶ ＧＶ3　腰陽関 Koshi no Yōkan
背1行上で，第4，第5腰椎棘突起の間

⑷ ＧＶ4　命門 Meimon
背1行上で，第2，第3腰椎棘突起の間

⑸ ＧＶ5　懸枢 Kensū
背1行上で，第1，第2腰椎棘突起の間

⑹ ＧＶ6　脊中 Sekichū
背1行上で，第11，第12胸椎棘突起の間

⑺ ＧＶ7　中枢 Chūsū
背1行上で，第10，第11胸椎棘突起の間

⑻ ＧＶ8　筋縮 Kinshuku
背1行上で，第9，第10胸椎棘突起の

Ⅱ．治療法の考え方

(9)　GV 9　至陽 Shiyō
　　背1行上で，第7，第8胸椎棘突起の間
(10)　GV 10　霊台 Reidai
　　背1行上で，第6，第7胸椎棘突起の間
(11)　GV 11　神道 Shindō
　　背1行上で，第5，第6胸椎棘突起の間
(12)　GV 12　身柱 Shinchū
　　背1行上で，第3，第4胸椎棘突起の間
(13)　GV 13　陶道 Tōdō
　　背1行上で，第1，第2胸椎棘突起の間
(14)　GV 14　大椎 Daitsui
　　背1行上で，第7頸椎棘突起と第1胸椎棘突起との間
(15)　GV 15　瘂門 Amon
　　後頭点と頸椎との中央
(16)　GV 16　風府 Fūfu
　　後頭点と瘂門との間で，瘂門から2/5（1/2.5）
(17)　GV 17　脳戸 Nōko
　　頭1行上で外後頭隆起の上縁
(18)　GV 18　強間 Kyōkan
　　髪際点と後頭点との間で，後頭点から約1/6（1.5/9.5）
(19)　GV 19　後頂 Gochō
　　髪際点と後頭点との間で，後頭点から約1/3（3/9.5）
(20)　GV 20　百会 Hyakue
　　髪際点と後頭点とのほぼ中央（4.5/9.5）
(21)　GV 21　前頂 Zenchō
　　髪際点と後頭点との間で，髪際点から約1/3（3.5/9.5）
(22)　GV 22　囟会 Shine
　　髪際点と後頭点との間で，髪際点から約1/5（2/9.5）

(23)　GV 23　上星 Jōsei
　　髪際点と後頭点との間で，髪際点から約1/10（1/9.5）
(24)　GV 24　神庭 Shintei
　　髪際点
(25)　GV 25　素髎 Soryō
　　鼻尖点
(26)　GV 26　水溝 Suikō
　　鼻下点と上唇点との中央
(27)　GV 27　兌端 Datan
　　上唇点
(28)　GV 28　齦交 Ginkō
　　上唇小帯の歯肉付着部

14. 任　脈
Ninmyaku

(1)　CV 1　会陰 Ein
　　会陰腱中心の後縁
(2)　CV 2　曲骨 Kyokkotsu
　　恥骨点
(3)　CV 3　中極 Chūkyoku
　　臍点と恥骨点との間で，恥骨点から1/5（1.3/6.5）
(4)　CV 4　関元 Kangen
　　臍点と恥骨点との間で，恥骨点から2/5（2.6/6.5）
(5)　CV 5　石門 Sekimon
　　臍点と恥骨点との間で，臍点から2/5（2.6/6.5）
(6)　CV 6　気海 Kikai
　　陰交と石門との中央
(7)　CV 7　陰交 Inkō
　　臍点と恥骨点との間で，臍点から1/5（1.3/6.5）
(8)　CV 8　神闕 Shinketsu

臍点
(9)　CV 9　水分 Suibun
　　下脘と臍点との中央
(10)　CV 10　下脘 Gekan
　　胸骨端点と臍点との間で，臍点から1/4
　　(2/8)
(11)　CV 11　建里 Kenri
　　中脘と下脘との中央
(12)　CV 12　中脘 Chūkan
　　胸骨端点と臍点との中央（4/8）
(13)　CV 13　上脘 Jōkan
　　巨闕と中脘との中央
(14)　CV 14　巨闕 Koketsu
　　胸骨端点と臍点との間で，胸骨端点から
　　1/4（2/8）
(15)　CV 15　鳩尾 Kyūbi
　　胸骨端点と巨闕との中央
(16)　CV 16　中庭 Chūtei
　　膻中と胸骨端点との間で，胸骨端点から
　　約1/4
(17)　CV 17　膻中 Danchū
　　胸骨上点と胸骨端点との間で，胸骨端点
　　から約1/4（2.2/9）
(18)　CV 18　玉堂 Gyokudō
　　華蓋と膻中との間で，膻中から1/3
(19)　CV 19　紫宮 Shikyū
　　華蓋と膻中との間で，華蓋から1/3
(20)　CV 20　華蓋 Kagai
　　胸骨上点と胸骨端点との間で，胸骨上点
　　から約1/4（2/9）
(21)　CV 21　璇璣 Senki
　　胸骨上点と華蓋との中央
(22)　CV 22　天突 Tentotsu
　　前正中線上で，胸骨頸切痕の直上
(23)　CV 23　廉泉 Rensen
　　前正中線上で，喉頭隆起の上縁
(24)　CV 24　承漿 Shōshō
　　前正中線上のオトガイ唇溝

1．松下嘉一：日本東洋医学会鍼灸関係研究者各位に対する要望，53～70，日本東洋医学会雑誌41巻4号，1991
2．日本経穴委員会調査部編：経穴集成，日本経穴委員会，1987.6.15
3．日本経穴委員会編：標準経穴学，医歯薬出版，1989.10.20

7．附—鍼の消毒

1．施術者の手指の消毒
(1) 手洗いの前に，腕時計や指輪などを外す．爪を切る．
(2) 最初に，温流水で洗う．次に，消毒用洗剤をとり，泡立てながら手指を十分に洗う．
(3) 消毒用洗剤を温流水で洗い流したあと，ペーパータオルで拭き取る．
(4) ウエルパス（塩化ベンザルコニウム，エタノールなどを含む）約3mℓなどを手掌に取り，乾燥するまで指先から手掌，手指すべてによく擦り込む．

2．患者の施術野の皮膚の消毒
(1) 消毒用エタノール含有の綿花をもって，刺鍼部を十分に消毒する．
(2) 鍼を刺入する．
(3) 抜鍼後，再び皮膚をアルコール綿で消毒する．

3．各種の鍼・その他の器械などの消毒
(1) 使用後，再使用する鍼・器械類を鍼皿に入れる．
(2) 洗い場で鍼などに付着している血液などを洗剤や消毒剤を使って除去する．
(3) 温流水で洗剤や消毒剤を洗浄する．
(4) 清潔な布の上に鍼や器械類をのせ，乾燥させる．
(5) 鍼と器械類をその種類別に滅菌バッグに封入する．バッグの封には，インジケータテープを使う．
(6) オートクレーブで滅菌する．1気圧，121℃，20分—第9回薬局方による．

4．鍼皿・膿盆
(1) 使用後の鍼皿や膿盆を洗浄液にて，血液などの汚染物を除去する．
(2) 温流水で鍼皿，膿盆を十分に水洗してから，洗剤を洗い流す．
(3) 2％ステリハイドL（グルタルアルデヒド）液を入れた容器に器械を入れ，容器に蓋をして約1時間の浸漬消毒を行う．なお，ステリハイドL液は週1回の交換を目安にする．ただし，液の汚れが著しい場合には，その都度交換する．
(4) 清潔な手袋をつけて一次消毒の終わった鍼皿，膿盆をカゴごと取り出し，温流水で十分に水洗する．
(5) 器具類をオートクレーブで滅菌する．1気圧，121℃，20分．
(6) 滅菌の終わった器具類は，乾燥器付き紫外線保管器に入れて保管する．

注意：HB患者に使用した器械
(1) 器械類は，ディスポーザブルの手袋を着用し，洗剤で洗浄する．洗浄の際には，皮膚に傷をつけないよう十分に注意し，かつ，洗浄液が皮膚に付着しないようていねいに洗う．
(2) 予備洗浄を行った器械類を，2％ステリハイドL液に完全に浸漬し，蓋をして1時間以上消毒する．消毒液の量は，液面から

器械類が上に出ないようにする。

(3) 消毒の終了した器械類は，バスケットに入れたまま取り出し，流水でステリハイドL液を水洗する。水洗が終われば，バスケットごと清潔な布の上に置いて水切りをする。

(4) 器械類をシュンメルブッシュに入れ，煮沸消毒を行う。100℃ 30分。

(5) 煮沸消毒終了後，シュンメルブッシュから器械を取り出し，清潔なタオルで拭いて乾燥させる。続いて，潤滑・防錆剤で処理し，カストに入れる。

(6) オートクレーブで滅菌する。1気圧121℃，30分─第9薬局方による。

(7) シュンメルブッシュの煮沸消毒は，省略することができる。

〔文　献〕

1．「殺菌消毒マニュアル」編集委員会：消毒剤の使い方（鍼灸）殺菌・消毒マニュアル（都築正和監修），医歯薬出版，P118〜P120，1991．

2．川名林治・横田建編集：標準生物学，102，医学書院，1981.4.1．

3．オートクレーブの扱い方，8−9，滅菌法・消毒法第2集─医科器械学叢書2─文光堂．

後　　　記

　今日の日本に於ける漢方治療の実際は，その前提として，正確な西洋医学的診断を必要とする。
　西洋医学の診断は，疾病の予後を占うものであり，且つ，その疾病に対する特効的治療の方法の有無を調べることができる。これは特効薬を優先的に考慮するために必要な作業である。
　特に，大学病院で漢方治療を行う際に，医師は，この過程を踏まなければならないし，治療法に関する論議を避けてはならない。疾病の西洋医学的治療を配慮して，その予測される効果と正面から向きあって，漢方治療の有用性が証明されなければならない。
　以上が，大藤正雄教授から示された，千葉大学第一内科に漢方外来を設ける意義であった。
　現代医学の発達が，今日のような段階に達するに至って，私共，漢方治療に携わる者はこの大藤教授のような立場をとることが，今日的漢方治療というべきであろう。
　さて，現代の日本では，病気を自覚すると，先ず，一般の医師の西洋医学的判断を受ける。そして，その判断により，現在陥っている疾病を専門とする医師の適切な診断を仰ぐべく転医するのが通常のケースである。
　これに対して，発病の当初から患者が漢方的治療を熱望するあまり，西洋医学的診断を受けることなく漢方医に受診して，これより引き出される漢方的診断から，漢方的治療のみに頼ってゆこうと考える患者がないでもない。このようなやり方は，現代西洋医学の水準から考えると，患者にとって危険なこともあるといって過言でない。
　実は重大な疾病が存在するのに，殆ど全く症状を呈さない症例について，漢方的診察法によって異常を認めることはある。しかし，認めないこともある。
　また，重大な疾病であるにも拘らず，当初は軽い症状のみを呈することがある。この場合に，重大な疾病の発見について，漢方的診察法が寄与することがあるとしても多くはない，というものである。
　従って，西洋医学的診断法に習熟することの必要性は，ここに更めて取り上げるまでもないところである。西洋医学的診断と両立する漢方治療法も，そのないようを西洋医学的病名の別に配列したものも考えられてよい。この立場から，漢方治療法を概括してみることも意義がある。後日，これを明らかにしたい。
　本書は，漢方が湯液と鍼灸を車の両輪としているところから，両者に共通の基盤を求め，湯液と鍼灸を学ぼうとする医師の要望に応ずる教科書として，ようやくここに誕生することになった。本書の稿を終えるに当たり，藤平健先生，西沢道允先生の長年に亘る御指導に対して，また，千葉大学の大藤教授，千葉大学附属病院内同仁会薬局の中川疆部長に深甚な感謝を捧げる次第である。

平成4年11月

追　　　記

　今日の日本に於ける漢方エキス治療の普及は誠に目覚ましいものがあり，また鍼治療も一般医療のなかで今後更に盛んになる傾向がある。

　さて，漢方治療は車の両輪の如き湯液と鍼灸に共通する診察法をもって診断し，その治療法を決定することが治療成績の向上を図る最重要課題であると思われる。両者に共通する診察の方式が日本では成り立っていない。その診察法の確立が国際化の第一歩であると考えられる。この事は昨平成4年秋北京中医学院に客員教授として招かれた際，つくづくと感じた次第である。

　そこで，診察法の基礎を"漢方診察法"としてまとめ，平成5年春，千葉大学医学部附属病院内財団法人同仁会の手により，医学部学生及び東洋医学に初学の医師に教科書として供するために上梓（非売）した。

　発行の直後から好評のため，このたび，装を新たにたにぐち書店より公刊するに至った。

　　　　　　　　　　　　　　　　　　　　　　　　　　　　　　　　　平成5年9月

〔著者略歴〕
松下 嘉一（まつした・かいち）

1961年，千葉大学医学部卒業
1963年，東洋鍼灸専門学校卒業
1936年，千葉大学医学部内科学第一講座
1969年，医学博士（千葉大学）
1969年，中央大学大学院法学研究科博士課程（刑事政策学）修了
　　　　千葉県立東金病院内科，国立千葉病院内科，千葉鉄道病院内科医長ならびに，
　　　　日本東洋医学会理事，日本経穴委員会評議委員を歴任

〈現在〉
松下内科開設（1973年～），認定内科医
千葉大学医学部内科学第一非常勤講師（漢方診療，1989年～）
筑波大学理療科教員養成施設非常勤講師（漢方・鍼灸，1992年～）
北京中医藥大学客員教授（1992年～）
千葉県立東金病院内科非常勤（糖尿病・漢方，1992年～）
日本東洋医学会評議員，日本漢方医学研究所評議員，指導医

〈著書〉
1958年 4月　『家庭の医学』（新青本）―共著，保健同人社
1969年10月　『家庭の医学』（新赤本）―共著，保健同人社
1971年10月　『「現代」家庭医学大事典』―共著，講談社
1972年 9月　『中国医学の漢方薬・灸』―アロー出版社
1973年 1月　『漢方薬の治療百科』―アロー出版社
1973年 9月　『民間薬の治療百科』―アロー出版社
1974年 2月　『鍼灸療法』―保健同人社
1974年 3月　『国民医学大事典』―共著，保健同人社
1982年 5月　『健康の知識大百科』―共著，講談社
1984年12月　『食べる漢方大百科』―共著，講談社
1990年10月　『アレルギー性鼻炎の漢方治療』―共著，現代出版プランニング
1993年 1月　『漢方診察法』―同仁会（千葉大学医学部付属病院）

漢方診察法 〔新装版〕

1994年 4月 2日　初　版 第1刷発行
2017年11月22日　新装版 第1刷発行

著　者　松下 嘉一
発行者　谷口 直良
発行所　㈱たにぐち書店
　　　　〒171-0014　東京都豊島区池袋2-68-10
　　　　TEL. 03-3980-5536　FAX. 03-3590-3630

落丁・乱丁本はお取り替えいたします。　　　　　Ⓒkaichi Matushita